生活習慣病の食事・運動指南
―実践的取り組み―

国立西埼玉中央病院内科医長 成宮 学

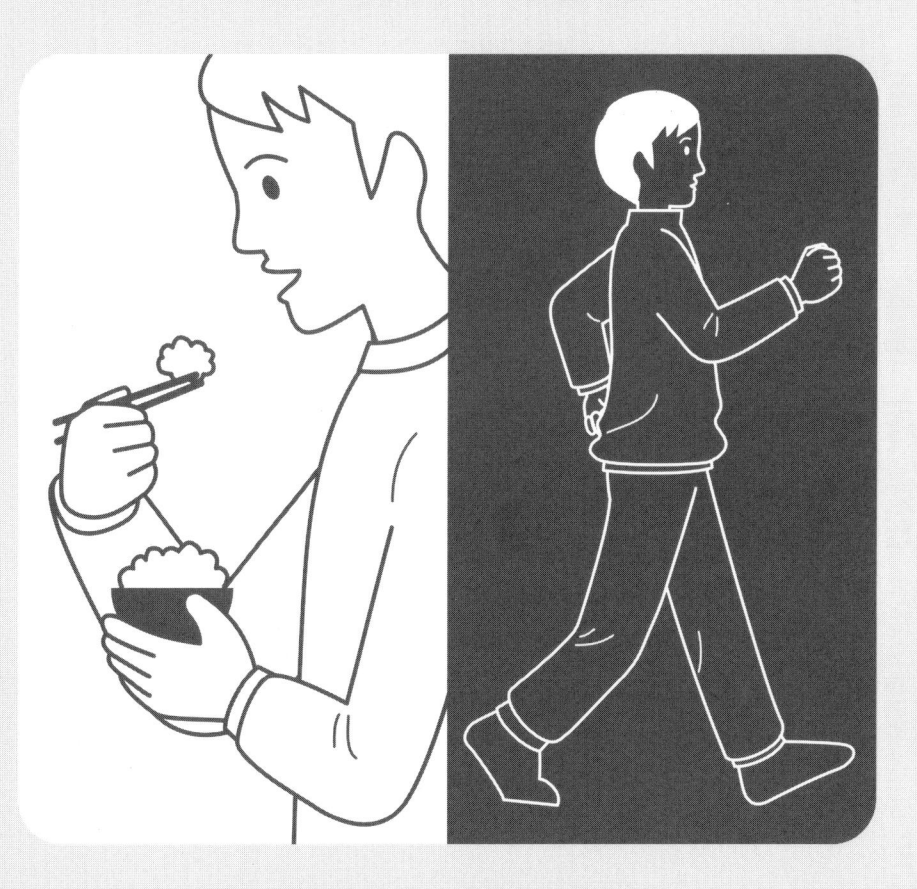

株式会社 新興医学出版社

序　文

　糖尿病・肥満・高脂血症などの生活習慣病は，日常生活行動のわずかなずれが積み重なって生じる病気である．その治療の基本は，食事・運動治療によりそのずれの修正を行うことである．

　病気の治療効果が出るまでの過程を考えてみると，2段階に分けることができる．第1段階は，病院での治療処方，第2段階は患者の治療指示の実行である．薬物療法の場合，第2段階の過程はさほど実行困難なものではない．決められた指示のように薬物を飲むかどうかだけだからである．一方，食事・運動療法の場合，この第2段階が治療の成功のかぎを握っており，治療を医師に頼り，患者が治療に参加するという意識が薄いとそれがきわめて難しいわけである．治療が成功するかどうかは患者自身にかかっている．すなわち食事・運動療法が治療の基本で，薬物療法はあくまでもそれを補うものである生活習慣病では，患者が治療の主役であるという観点からどのように治療に取り組むかを考えてみる必要があろう．

　私の恩師，阿部正和先生（前東京慈恵会医科大学学長）がよく言われていた言葉に，"医はサイエンスによって支えられたアートである"という言葉があるが，このサイエンスとは，システム的思考と言い替えることができる．最近は治療の分野でも'evidence based'が強調されているが，これはあくまで治療の必要条件であって，これに止まっては十分条件を満たしていない．よく食事・運動療法は車の両輪にたとえられるが，最近私は，これにメンタルケアを加えた，'治療の正三角形'を提唱している．生活習慣病以外の他の多くの病気では，病気になるということは，'日常'から'非日常'に病気が治るまでのある一定期間だけ移り，その期間だけ頑張ればよいわけである．一方，生活習慣病では，'日常'に留まり，一生治療に取り組まなければならないわけであり，短距離型ではなくマラソン型で臨まなければならないことを自覚しておく必要がある．

　さらに生活習慣病に罹る多くの患者は，食べることが好きで，運動が苦手な人が少なくない．そのような人たちに好きな食べることを我慢させ，嫌いな運動を強いるだけでは，食事・運動治療の成功は望めない．やはり，'わかっちゃいるけど止められない'人間の弱さを前提にして，いかに治療を成功させるか

を考えなければならないと強く感じる．

　昨今，クオリティーオブライフが問題となっているが，食事・運動とはなにかを今一度，原点に返って考えてみる必要があるように思う．本書は生活習慣病治療におけるサイエンスにどのようにしてアートを加えていくべきかを，できるだけ具体的な方法を盛り込んで書いてみた．生活習慣病に日々取り組んでおられる医師，コメディカルスタッフ，患者ならびに患者家族の方々に少しでも役立つヒントを提供できれば幸いである．

国立西埼玉中央病院内科医長
成宮　学

目　次

第1部　生活習慣病

Ⅰ　生活習慣病とは ……………………………………………………2

Ⅱ　インスリン抵抗性症候群 …………………………………………3
　A．上体肥満と Deadly Quartet との関係 ………………………3
　B．Syndrome X は冠動脈疾患の危険因子 ……………………4
　C．Deadly Quartet や Syndrome X を引き起こすインスリン
　　　抵抗性 …………………………………………………………5

Ⅲ　糖尿病 ………………………………………………………………7
　A．糖尿病とは ……………………………………………………7
　　1．糖尿病と血糖値との関係 …………………………………7
　　　(1)　糖の流れ …………………………………………………7
　　　(2)　血糖値を決めるメカニズムと調節システム …………7
　　2．インスリン作用不足と糖尿病的代謝 ……………………10
　　3．ブドウ糖毒性とリポトキシシティー ……………………10
　　　(1)　ブドウ糖毒性 ……………………………………………10
　　　(2)　リポトキシシティー ……………………………………12
　　　　a．脂質とインスリン抵抗性 ……………………………13
　　　　b．脂質とインスリン分泌 ………………………………13
　B．糖尿病の分類 …………………………………………………14
　　1．新しい糖尿病の分類 ………………………………………14
　C．成因をめぐって ………………………………………………16
　　1．2型糖尿病の発症のしくみ ………………………………16
　　2．2型糖尿病と肥満 …………………………………………17

- 3．遺伝子異常に基づく特殊タイプの糖尿病 ……………………………19
  - (1) 1型糖尿病の発症のしくみ ………………………………………19
    - a．HLAとの相関 ……………………………………………………19
    - b．自己免疫の関与 …………………………………………………20
    - c．ウイルス感染 ……………………………………………………21
- D．糖尿病の検査と診断 ………………………………………………………22
  - 1．糖尿病を発見するための検査 ………………………………………22
    - (1) 尿糖陽性から糖尿病診断まで ……………………………………22
    - (2) 尿糖検査だけでは，糖尿病は診断できない ……………………23
    - (3) 糖尿病の診断 ………………………………………………………24
  - 2．糖尿病診断後の定期的な検査 ………………………………………25
    - (1) 糖尿病コントロール状態を調べる検査 …………………………25
    - (2) 糖尿病治療における血糖コントロール基準をどのように考えれば
      よいか ………………………………………………………………26
- E．糖尿病の合併症 ……………………………………………………………27
  - 1．急性合併症―糖尿病性昏睡 …………………………………………27
  - 2．慢性合併症―糖尿病性細小血管障害と動脈硬化 …………………28
    - (1) 糖尿病性細小血管障害の発症機序 ………………………………29
      - a．プロテインキナーゼC（PKC）活性の上昇 …………………30
      - b．AGEの増加 ………………………………………………………31
      - c．ポリオール代謝経路の活性化 …………………………………31
    - (2) 糖尿病の三大合併症の病態と特徴 ………………………………31
      - a．糖尿病性神経障害 ………………………………………………31
      - b．糖尿病性網膜症 …………………………………………………35
      - c．糖尿病性腎症 ……………………………………………………36
  - 3．糖尿病と動脈硬化 ……………………………………………………36
    - (1) 高血糖 ………………………………………………………………37
    - (2) 高中性脂肪血症 ……………………………………………………37
    - (3) 高インスリン血症とインスリン抵抗性 …………………………39
  - 4．食後高血糖と大血管障害 ……………………………………………39

IV 低血糖とシックデイ ……………………………………………… 41
- A．低血糖の病態生理 ……………………………………………… 41
- B．低血糖の定義 …………………………………………………… 42
- C．低血糖の症状 …………………………………………………… 42
- D．無自覚低血糖 …………………………………………………… 43
- E．インスリン使用糖尿病患者の低血糖の危険因子 …………… 43
  1．糖尿病の病型 ………………………………………………… 43
  2．血糖コントロールの程度 …………………………………… 44
  3．インスリンの生化学的特徴 ………………………………… 44
- F．重篤な低血糖と無自覚低血糖の危険因子 …………………… 44
  1．重篤な低血糖の危険因子 …………………………………… 44
  2．無自覚低血糖の危険因子 …………………………………… 44
- G．重篤低血糖と無自覚低血糖の予防 …………………………… 45
- H．低血糖の管理と予後 …………………………………………… 46
- I．シックデイ対策 ………………………………………………… 47

V 肥　満 ………………………………………………………………… 49
- A．肥満症 …………………………………………………………… 49

VI 高脂血症 ……………………………………………………………… 51
- A．コレステロール ………………………………………………… 51
  1．血中コレステロール値は低ければ低いほどよいのか …… 51
  2．コレステロールの役割 ……………………………………… 51
  3．閉経後の女性に増加する高コレステロール血症 ………… 52
  4．中性脂肪も動脈硬化の危険因子である …………………… 53
  5．リポ蛋白の種類，働き，代謝 ……………………………… 54
    (1) カイロミクロン ………………………………………… 54
    (2) VLDL, IDL, LDL ……………………………………… 55
    (3) Small dense LDL ……………………………………… 56

(4) HLD ·· 56
　　　(5) LPa ·· 57
　　　(6) 耳たぶのシワでわかる動脈硬化 ································ 57
　6．脂質コントロール目標 ·· 59

第2部　生活習慣病と食事療法・運動療法

Ⅶ　食事療法 ·· 62
　A．食事療法はなぜ難しいのか ··· 62
　B．上手な食べ方のコツ ·· 63
　C．肥満の食事療法 ·· 67
　　1．ダイエットの方法 ·· 67
　　2．なぜダイエットは長続きしないのか ······························ 68
　　3．ダイエットを長続きさせるのに何か有効な方法があるか？ ···· 69
　D．糖尿病の食事療法 ··· 72
　　1．意　義 ··· 72
　　　(1) 膵B細胞への効果 ··· 72
　　　(2) 末梢組織に対する効果 ··· 74
　　2．食事療法の実際 ·· 75
　　　(1) 食事療法の今昔 ·· 75
　　　(2) 糖尿病食は難しくない ··· 76
　　　(3) 食事療法の原則 ·· 77
　　　　a．総カロリー過剰摂取の防止 ································· 77
　　　　b．食事内容の適切化―栄養のバランスと質 ··············· 77
　　　(4) 食事療法指導の実際 ·· 78
　　　　a．量と栄養素のバランス ·· 78
　　　　b．食品交換表 ··· 79
　　　　c．1日の総エネルギー量の決め方 ···························· 80
　　　　d．栄養素の配分 ·· 81

- E．高脂血症の食事療法 …………………………………81
  - 1．コレステロールをどう下げるか ……………………81
    - (1) コレステロールを作らない ………………………81
    - (2) コレステロールを入れない ………………………82
    - (3) コレステロールを貯めない ………………………83
  - 2．高トリグリセリド血症も積極的な治療が必要 ………84
- F．嗜好品に対する注意 ……………………………………85
  - 1．砂糖・アルコール ……………………………………85
    - (1) アルコールの糖代謝に及ぼす影響 ………………85
    - (2) 2型糖尿病と砂糖摂取との関係 …………………86
    - (3) 飲酒と砂糖摂取の実際 ……………………………87
      - a．飲酒の実際 ………………………………………87
      - b．砂糖摂取の実際 …………………………………89
      - c．代用甘味料の種類と使い方 ……………………91
      - d．甘味を有し低カロリーのオリゴ糖 ……………92
  - 2．喫　　煙 ………………………………………………93
    - (1) ニコチン ……………………………………………93
    - (2) タール ………………………………………………94
    - (3) 一酸化炭素 …………………………………………94
  - 3．禁煙の実際 ……………………………………………94

Ⅷ　運動治療 ……………………………………………………96
- A．運動の生理効果 …………………………………………96
- B．運動のエネルギー代謝に及ぼす影響 …………………96
- C．運動療法は食事療法と仲のよい夫婦 …………………97
- D．運動の種類と継続の秘訣 ………………………………98
- E．運動の強度と頻度 ………………………………………101
- F．メディカルチェック ……………………………………102
- G．ウォーキングの実際 ……………………………………103

付録
Dr. 成宮 学の実践 指南エッセンス
　　食べることが好きで運動嫌いの患者さんへ

❶ 当院の工夫
外来診療 ……………………………………………………………………………108
入院診療 ……………………………………………………………………………108
教育・研究 …………………………………………………………………………109
その他 ………………………………………………………………………………109

❷ 運動の実際
chapter 1 　つま先立ち体操 ……………………………………………………114
chapter 2 　歩行の軸 ……………………………………………………………115
chapter 3 　運動時の腕の振り方 ………………………………………………116
chapter 4 　歩行の実際 …………………………………………………………117
chapter 5 　脈拍測定の実際 ……………………………………………………117
chapter 6 　インターバルトレーニング ………………………………………118
chapter 7 　運動終了時のまとめ ………………………………………………118
chapter 8 　居残り特訓 …………………………………………………………119
chapter 9 　足のマッサージ ……………………………………………………120
chapter 10 　肩凝りをとる体操 …………………………………………………121

❸ 運動の効果
小人数個別運動指導の血糖改善効果について検討 ……………………………122

❹ 食事指導
1．糖尿病教育入院において，デジタルカメラ導入の効果 ……………………124
2．盛り付け指導による効果 ………………………………………………………126

❺ 症　例
1．外食が多く自炊ができない独身男性の例 ……………………………………128

2．仕事上のつきあい，飲酒の機会が多い男性の例 ……………………132
3．甘いもの・果物が好きな主婦の例 ……………………………………136

6 ITを糖尿病診療にいかに生かすか
1．自己測定による意識改革 ……………………………………………139
2．コンピュータを治療に生かす ………………………………………139
3．ITによる「共治」の試み ……………………………………………141
4．4・1システム …………………………………………………………142
5．なぜネットワークなのか ……………………………………………142
6．ネットワーク化の課題 ………………………………………………143

索　　引 ……………………………………………………………………147

指南目次

- その 1　HbA$_{1c}$は熱をもったキャラメルのグリコ°C ………………… 25
- その 2　糖尿病三大合併症は"しめじ" ……………………………… 29
- その 3　ホテル細胞とドアマンインスリン ………………………… 29
- その 4　細い神経障害はほてり，ジンジン，こむらがえり ……… 35
- その 5　HDLコレステロールと血中中性脂肪はシーソー関係 …… 38
- その 6　細胞膜，脳神経，ホルモン，胆汁酸はコレステロールが主成分… 52
- その 7　要注意！耳たぶのシワは動脈硬化のパラメーター ……… 58
- その 8　糖尿病・肥満・高脂血症の食事・運動治療は無制限 …… 62
- その 9　ダイエット成功のカギは右脳と味わう食事 ……………… 65
- その 10　主食・主菜・副菜のグッドバランスは日本食 …………… 66
- その 11　ファースト食，嚙む回数・食べる時間は日本食の 1/2 … 67
- その 12　ダイエットは味わい，楽しみながらやせるマラソンレース … 69
- その 13　食いしん坊の運動嫌いさんはおいしいものを少し楽しんで … 69
- その 14　つづく食事療法は'三つの希望から' ……………………… 70
- その 15　ダイエットは赤字のある商いの道 ………………………… 70
- その 16　'薬食い'の'魚食い' ………………………………………… 71
- その 17　男性は女茶碗，女性は子ども用大茶碗 …………………… 71
- その 18　糖尿病食は健康増進食 ……………………………………… 75
- その 19　糖尿病食ポイントは腹八分目と体の必要量摂取 ………… 77
- その 20　歴史は夜つくられ，コレステロールも夜つくられる …… 82
- その 21　コレステロールを気にするな！？一卵，レバー，魚介類摂取のすすめ …………………………………………………………… 83
- その 22　酒は飲んでも飲まれるな …………………………………… 89
- その 23　砂糖摂取は1日40ｇまで …………………………………… 90
- その 24　代用甘味料にまさる少量砂糖 ……………………………… 92
- その 25　1日20本のタバコはコップ1杯分のコールタール，全がん死の1/3は喫煙者 …………………………………………………… 93
- その 26　禁煙指導は3タイプ法 ……………………………………… 94

その27	思わず歩きたくなる運動を！	98
その28	1日50回のつま先立ち運動'しもふり症候群'を退治	99
その29	パブロフの犬「トイレで50回」つま先立ち運動	99
その30	7秒間体操，3セットのすすめ老人はラジオ体操を!!	100
その31	男性は通勤，女性は買い物が絶好のウォーキングチャンス	101
その32	30代は毎日運動OK！そして，40，50代以上は	102
その33	年齢と運動強度，頻度は反比例	102
その34	歩行は軸が命	103
その35	ウォーキングチェックは雨の日と枯葉の上	104
その36	足の蹴りは真下に	105
その37	決め手はウォーキングシューズ	105
その38	下肢筋力低下者はいきなり歩かず，つま先立ち体操から	114
その39	歩行の軸，上下にぶらすな，左右，前後水平に	115
その40	ウォーキングの腕振り，内から外へリズムとる，足も合わせて前に出せ	116
その41	歩行前ウォーミングアップを忘れずに，歩行中フォームを崩さず気持ち崩してまわりの風景目で楽しんで	117
その42	脈拍は運動強度のバロメーター，少し汗ばむ程度を目標に	117
その43	体の負担よさようなら，少し休んでまた歩くインターバルトレーニングで楽々ウォーキング	118
その44	筋肉，神経，お疲れです．運動後のクーリングダウンでいたわって	118
その45	運動指導の熱意，患者の体が覚えるまで持続せよ	119
その46	翌日に足の疲れをもちこむな，足裏マッサージで即日解消！	120
その47	肩凝りに朗報！肩の上げ下げらくらく体操，しっぷ貼りより効果的	121

第1部

生活習慣病

I 生活習慣病とは

　厚生省は，最近，生活習慣病という名称を導入し，'食習慣，運動習慣，喫煙などの生活習慣が，その発症，進行に関与する症候群'と定義している．これまで用いられてきた，成人病という名称は，'がん，脳卒中，心臓病などの40〜60歳くらいの働き盛りに多く，しかも全死因の中で上位を占める病気'と定められており，この3大成人病に糖尿病，高脂血症，肥満，高血圧，痛風なども含め，広義の成人病として扱われてきた．生活習慣病という名称は，成人病という名称と概念的にまったく同一ではないが，これらの疾患が，生活習慣の乱れが深く関与し，従来の成人病という名称と重複する部分もあるため，生活習慣病という名称が成人病という名称の代わりに用いられるようになってきている．これらの疾患の発症には，遺伝的素因と環境的因子が関与している．そのため，疾患によっては，食事・運動治療に加えて薬物療法を併用しなければならない場合も少なくない．本書は，食事・運動治療のウェートが大きい，糖尿病，肥満，高脂血症にしぼって，食事・運動療法の実際とコツについて述べてみたい．

II インスリン抵抗性症候群

A．上体肥満とDeadly Quartetとの関係

　肥満は冠動脈疾患を発生しやすい要因の一つとしてあげられる．ところがそれは耐糖能異常，糖尿病，高脂血症，高血圧など他の合併症を伴っているときのことであり，肥満それ自体が冠動脈硬化の危険因子とはなりにくいという報告もされてきた．肥満には腹部周辺に特に脂肪がつきやすい"りんご型肥満"と呼ばれる上体肥満と，臀部から大腿部に脂肪がつきやすい"洋梨型肥満"と呼ばれる下体肥満の2種類がある（図1）．同じ過剰体重でも，下体肥満に比べて上体肥満のほうが体に種々の悪影響を及ぼす因子であることは，すでに40年

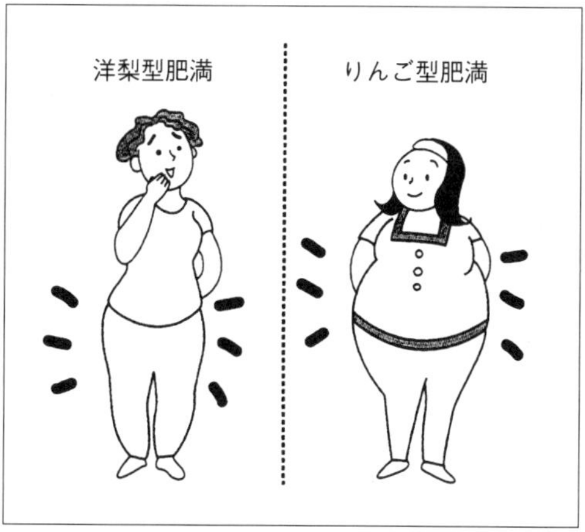

図1　肥満の種類
（成宮　学：Series糖尿病の治療と管理―薬剤選択のポイントと注意点4．糖尿病性合併症の予防①―大血管障害と危険因子．Therapeutic Research 20(2)：11(301)，1999より引用）

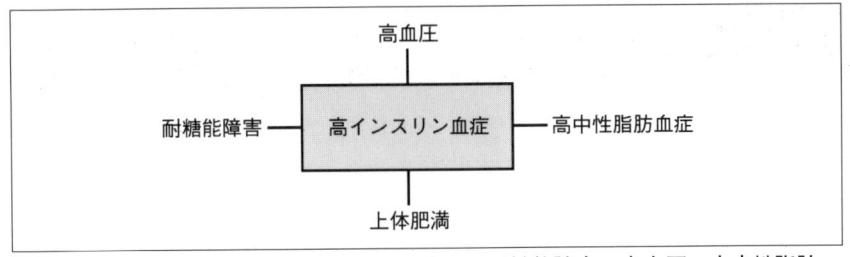

図2 「上体肥満は高インスリン血症を介して耐糖能障害，高血圧，高中性脂肪血症を引き起こす」という考え方
(成宮　学：Series 糖尿病の治療と管理―薬剤選択のポイントと注意点 4. 糖尿病性合併症の予防①―大血管障害と危険因子．Therapeutic Research 20(2)：11(301)，1999 より引用)

以上も前から明らかにされていた．それにもかかわらず，冠動脈疾患と肥満との関係を分析するときは，総体重についての報告がなされ，上体肥満の重要性を無視する傾向がみられていた．しかし近年，上体肥満が高インスリン血症を介して耐糖能障害，高中性脂肪血症，高血圧と結びつくことが明らかとなった．1989 年米国の内科医 Kaplan は耐糖能障害，高中性脂肪血症，高血圧，上体肥満の四つの冠動脈疾患発生に関するリスクファクターを合併する病態を Deadly Quartet と命名した（図2）[1]．

B. Syndrome X は冠動脈疾患の危険因子

一方，米国の糖尿病学者 Reaven はその前年の 1998 年米国糖尿病学会の特別講演で，冠動脈疾患の重要な危険因子として Syndrome X という考えを提唱した[2]．Syndrome X とは表1にあるような症状を合併した症候群のことである．彼の考えの優れた点は，従来，動脈硬化の危険因子といわれていた種々の因子がインスリン抵抗性という一つの原因によってもたらされることを初めて明らかにしたことである．この病態は遺伝的に規定されていると考えられるが，環境因子によっても変化がみられる．例えば体重増加はインスリン抵抗性を増加させるし，逆に適度な運動はインスリン抵抗性を減少させるということである．

表1 Syndrome X にみられる症状

- インスリン刺激によるブドウ糖取り込みに対する抵抗性
- 耐糖能障害
- 高インスリン血症
- 血中中性脂肪の増加
- 血中 HDL コレステロールの減少
- 高血圧

(成宮 学：Series 糖尿病の治療と管理―薬剤選択のポイントと注意点 4. 糖尿病性合併症の予防①―大血管障害と危険因子. Therapeutic Research 20(2)：12(302), 1999 より引用)

表2 Metabolic Syndrome の五つの危険因子 (WHO, 1997)

- BMI 25 以上，上半身肥満，内臓脂肪型肥満
- 耐糖能障害（空腹時血糖値 110≦，＜126 mg/d*l*，
  または 75 g 経口ブドウ糖負荷試験 2 時間値 140≦，＜200 mg/d*l*）
- 高血圧 140/90 mmHg 以上
- 血液脂質異常（中性脂肪 150 mg/d*l*≦，HDL コレステロール＜40 mg/d*l*）
- 微量アルブミン尿陽性

Reaven の提唱した Syndrome X の定義のなかには肥満は含まれていない．彼は肥満はインスリン抵抗性を増加させる環境因子の一つと考えた．

C. Deadly Quartet や Syndrome X を引き起こすインスリン抵抗性

　大阪大学の松澤佑次らのグループはいち早く腹部脂肪の CT による分析に取り組み，肥満を皮下脂肪の多い皮下脂肪型と腸間膜などの内臓脂肪の多い内臓脂肪型に分類した．この分類は従来欧米で提唱されてきた上半身肥満と下半身肥満をさらに科学的に分析したものである．これらの種々の名称で呼ばれていた病態をまとめて最近では Metabolic Syndrome と一括して呼んでいる．Metabolic Syndrome とは表2に示す五つの動脈硬化の危険因子を併発した病態である．

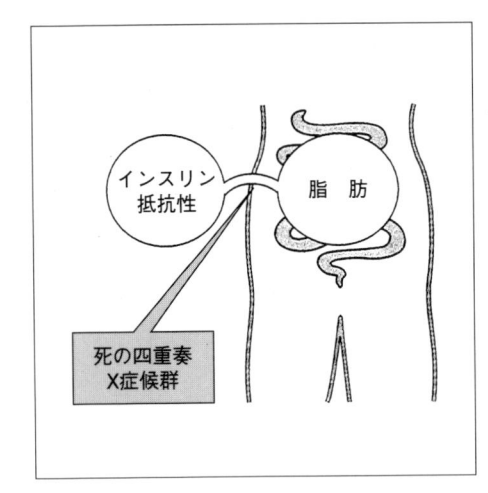

図3 内臓脂肪の蓄積によって引き起こされるインスリン抵抗性
(成宮 学:Series糖尿病の治療と管理—薬剤選択のポイントと注意点4. 糖尿病性合併症の予防①—大血管障害と危険因子. Therapeutic Research 20(2): 12(302), 1999より引用)

　腹腔内に沈着した脂肪は，インスリン抵抗性と密接な関係をもち，Deadly QuartetやSyndrome Xを引き起こす原因となる可能性が考えられる(図3). 腸管周囲の脂肪細胞は，カテコールアミンなどのホルモンの刺激により容易に脂肪を分解し脂肪酸を放出する. 放出された脂肪酸は肝に取り込まれ糖新生と中性脂肪の合成に用いられる. さらに脂肪酸はインスリン抵抗性を増加させるとともに肝におけるインスリンの分解を妨げ，さらに膵B細胞のインスリン分泌を促し高インスリン血症をもたらす. さらに糖尿病の素因のあるものでは膵B細胞のインスリン分泌の疲弊を招き糖尿病を発症させる. そして高インスリン血症とインスリン抵抗性は高血圧を引き起こす.

文献

1) Kaplan NM：The deadly quartet. Arch Intern Med 149：1514-1520, 1989
2) Reaven GM：Role of insulin resistance in human disease. Diabetes 37：1595-1607, 1988

III 糖尿病

A. 糖尿病とは

1. 糖尿病と血糖値との関係

(1) 糖の流れ

　体内におけるブドウ糖の流れを示すと図4のようになる．食物中の糖質は単糖まで消化分解されて，十二指腸でブドウ糖，果糖，ソルビトール，乳糖などになり，吸収されて門脈をへて肝臓に送られ血液中に供給される．この際，ブドウ糖以外の糖は肝臓でブドウ糖に変換されてから血液中に送られる．血液中のブドウ糖は再び肝臓にも戻るもののほかは，脳，筋肉，脂肪組織へ取り込まれエネルギー源となる．過剰のブドウ糖は肝臓，筋肉組織でグリコーゲンとして蓄えられたり，中性脂肪として脂肪組織に貯蔵されたりする．

(2) 血糖値を決めるメカニズムと調節システム

　血糖値は図5のように血液に入るブドウ糖と出ていくブドウ糖のバランスによって決定する．したがって食事をして糖質を吸収すると，血液中に入るブドウ糖が増加し血糖値が上昇することが予想されるが，血糖値の上昇を抑制するシステムが存在する．また逆に，空腹などによって糖の供給が不足したり，運動によって糖の消費が亢進したりした場合にも，血糖値を上昇させるシステムによって，血糖値の低下が軽減される．そしてこれらのシステムは種々のホルモン，自律神経系によって構成されている．そのため健常人の血糖値は60〜160

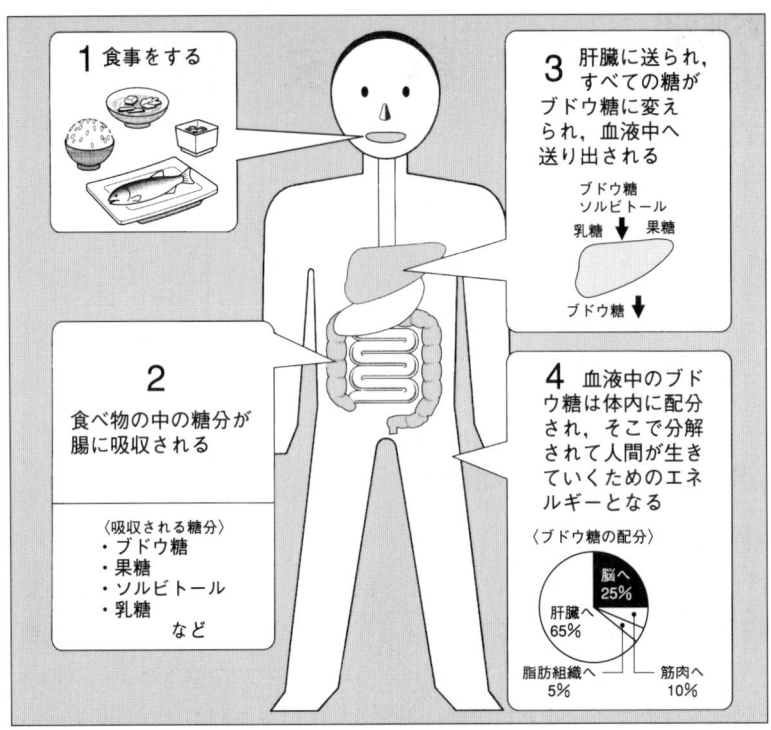

図4 ブドウ糖の流れ

1 食事をする

2 食べ物の中の糖分が腸に吸収される

〈吸収される糖分〉
・ブドウ糖
・果糖
・ソルビトール
・乳糖
　　　　など

3 肝臓に送られ，すべての糖がブドウ糖に変えられ，血液中へ送り出される

ブドウ糖
ソルビトール
乳糖　　果糖

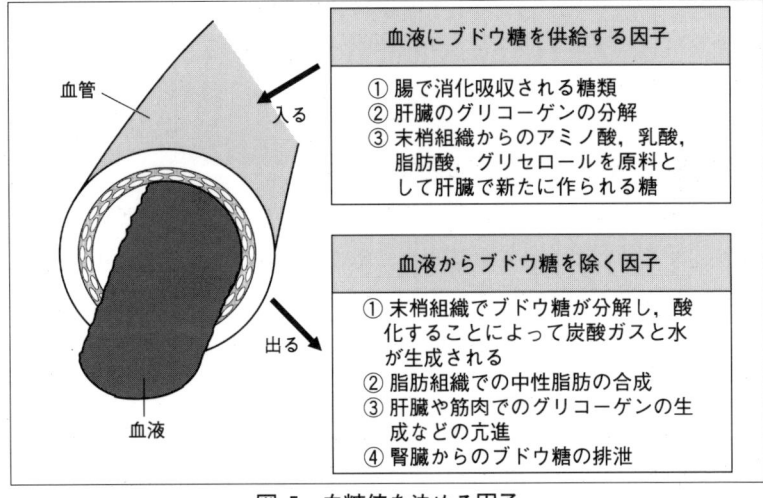

ブドウ糖

4 血液中のブドウ糖は体内に配分され，そこで分解されて人間が生きていくためのエネルギーとなる

〈ブドウ糖の配分〉
脳へ 25%
肝臓へ 65%
脂肪組織へ 5%
筋肉へ 10%

図5 血糖値を決める因子

血管
血液
入る
出る

血液にブドウ糖を供給する因子

① 腸で消化吸収される糖類
② 肝臓のグリコーゲンの分解
③ 末梢組織からのアミノ酸，乳酸，脂肪酸，グリセロールを原料として肝臓で新たに作られる糖

血液からブドウ糖を除く因子

① 末梢組織でブドウ糖が分解し，酸化することによって炭酸ガスと水が生成される
② 脂肪組織での中性脂肪の合成
③ 肝臓や筋肉でのグリコーゲンの生成などの亢進
④ 腎臓からのブドウ糖の排泄

[図中のテキスト]
血糖値を下降させるホルモン
＝
インスリン

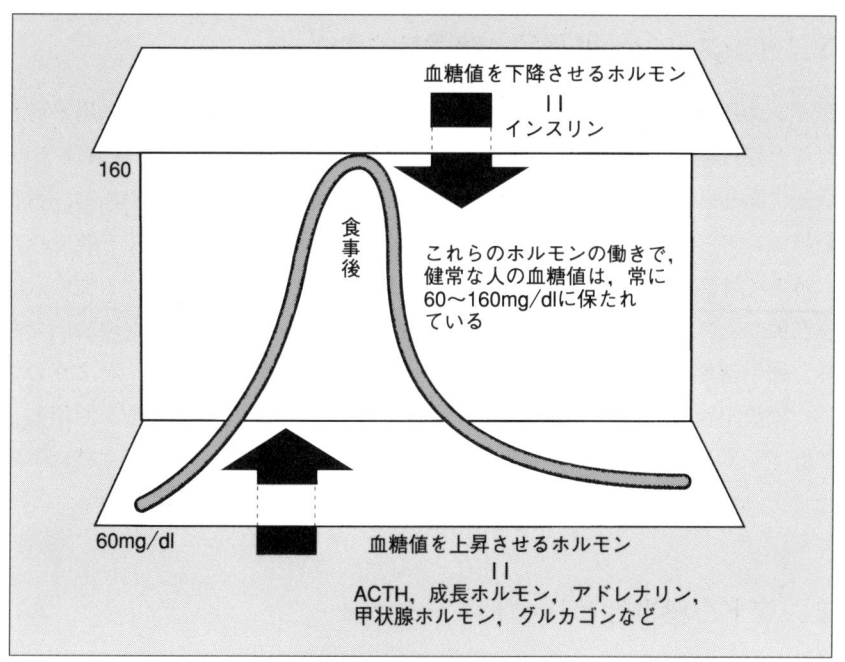

160
食事後

これらのホルモンの働きで，健常な人の血糖値は，常に60～160mg/dlに保たれている

60mg/dl
血糖値を上昇させるホルモン
＝
ACTH，成長ホルモン，アドレナリン，甲状腺ホルモン，グルカゴンなど

図6　血糖値を調節するホルモン

mg/dl の狭い範囲に保たれている．

図6にあるように，血糖値を上げるホルモンは複数あるのに対して，血糖値を下げるホルモンはインスリンだけである．これはわれわれの体が高血糖に対しては比較的適応力があるのに対して，低血糖に対しては抵抗力がなく，短時間でも脳などに大きな障害をもたらすためである．血糖調節系が正常に作動していれば血糖値は一定範囲内に保たれ何ら問題を生じないわけであるが，正常に作動しない場合には血糖値に異常が生じる．なかでも起こりやすいのがインスリンの作用不足による高血糖，すなわち糖尿病である．

2. インスリン作用不足と糖尿病的代謝

　インスリン分泌障害あるいはインスリン抵抗性によりインスリン作用不足となると糖代謝のみならず脂質代謝，蛋白質代謝にも異常が生じる．これを糖尿病的代謝という（図7）．まずインスリン作用不足が起きると肝臓や筋肉，脂肪組織でのブドウ糖利用が低下する．その結果生じるエネルギー不足を防ぐために体内では二つの現象が起きる．脂肪組織での中性脂肪の分解による血中遊離脂肪酸の上昇と筋肉組織での蛋白質の分解によるアミノ酸の血中への放出である．血中遊離脂肪酸とアミノ酸は肝に取り込まれ糖新生が亢進し，肝よりのブドウ糖放出が増加し，高血糖がますます悪化する．また遊離脂肪酸を原料として肝でケトン体が産生され，高ケトン血症をもたらす．さらに糖新生時に不要なアミノ酸分子から尿素が形成される．

3. ブドウ糖毒性とリポトキシシティー

(1) ブドウ糖毒性

　高血糖自身が，インスリン分泌やインスリン作用を抑制することをブドウ糖毒性（glucose toxicity）という．血糖値が上昇するとブドウ糖毒性によりインスリン分泌は低下し，インスリン抵抗性は増強し，高血糖がさらに悪化するという悪循環が生じる（図8）．しかしこの悪循環は治療によりブドウ糖毒性を除けば消失する．

　ブドウ糖刺激に対するインスリン分泌の低下は，血糖値が 115 mg/dl を超えてくると生じる．しかしこの状態ではまだブドウ糖以外のアミノ酸，経口血糖降下薬，カテコールアミンやグルカゴンなどのホルモンの刺激に対してはインスリン分泌は保たれている．さらに血糖値が 200 mg/dl を超えてくるとブドウ糖以外の刺激に対しても膵B細胞は反応しなくなる[1]．したがって糖尿病治療にあたっては，膵B細胞が疲弊していないできるだけ早期にブドウ糖毒性による悪循環を断つことが大切である．

　90％膵臓を摘出した糖尿病ラットでは，空腹時血糖の上昇は軽度で，食後高血糖が著しくインスリン分泌の低下を示すが，このラットに腎尿細管からのブ

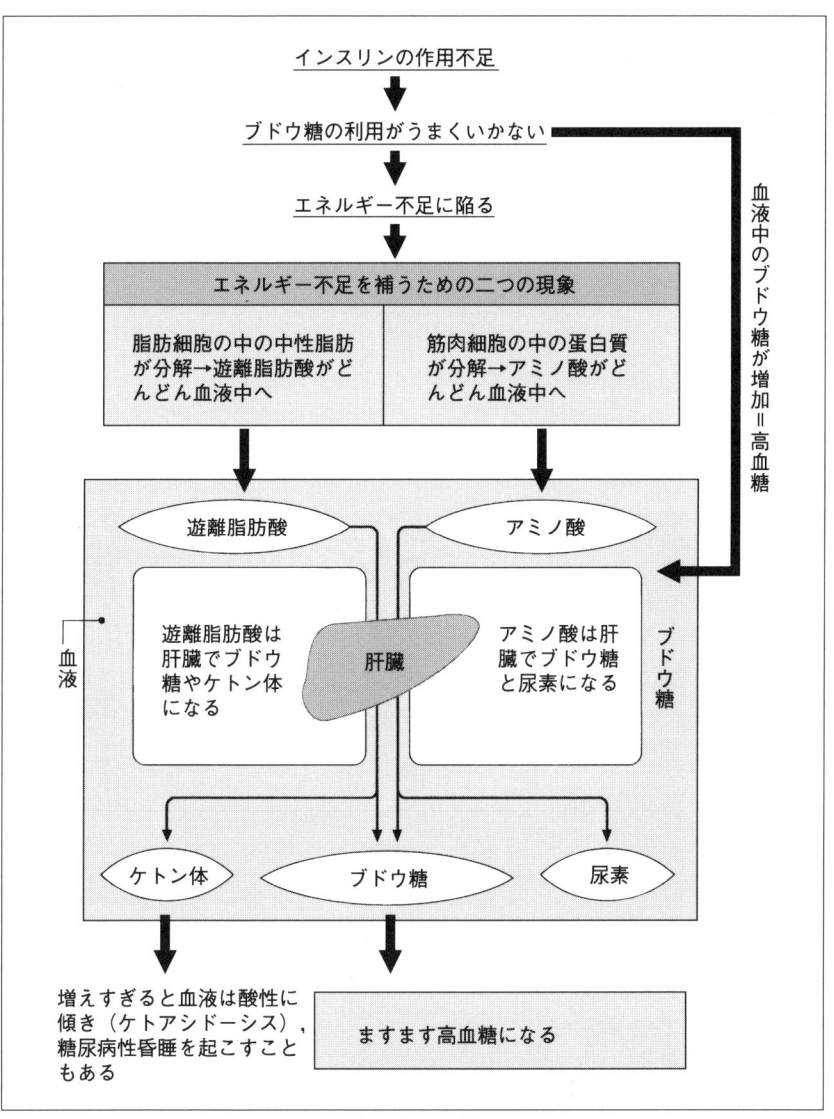

```
                    インスリンの作用不足
                           ↓
                　ブドウ糖の利用がうまくいかない　─────────┐
                           ↓                              │
                    エネルギー不足に陥る                   │
                                                          血
    ┌──────────────────────────────────────────┐        液
    │     エネルギー不足を補うための二つの現象   │        中
    ├────────────────────┬─────────────────────┤        の
    │ 脂肪細胞の中の中性脂肪│ 筋肉細胞の中の蛋白質│        ブ
    │ が分解→遊離脂肪酸がど│ が分解→アミノ酸がど │        ド
    │ んどん血液中へ      │ んどん血液中へ      │        ウ
    └──────────┬─────────┴──────────┬──────────┘        糖
               ↓                      ↓                   が
    ┌──────────────────────────────────────────┐        増
    │    （遊離脂肪酸）          （アミノ酸）  │        加
    │                                          │        ＝
    │  ┌──────────┐              ┌──────────┐  │        高
    │  │遊離脂肪酸は│    肝臓     │アミノ酸は肝│  │←──── 血
血 │  │肝臓でブドウ│              │臓でブドウ糖│  │ブ      糖
液 │  │糖やケトン体│              │と尿素になる│  │ド
   │  │になる      │              │            │  │ウ
   │  └─────┬────┘              └─────┬──────┘  │糖
   │        ↓                          ↓         │
   │  （ケトン体）    （ブドウ糖）    （尿素）    │
   └────┬──────────────┬──────────────────────┘
        ↓              ↓
 ┌──────────────┐ ┌──────────────┐
 │増えすぎると血液│ │ますます高血糖 │
 │は酸性に傾き   │ │になる         │
 │（ケトアシドー │ └──────────────┘
 │シス），糖尿病 │
 │性昏睡を起こす │
 │こともある     │
 └──────────────┘
```

図 7 糖尿病的代謝とは？

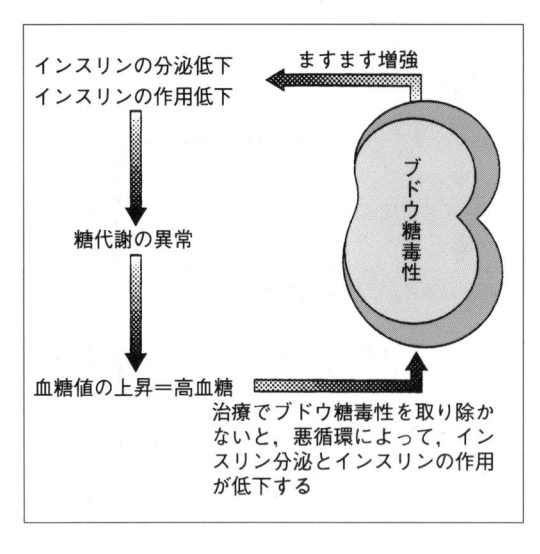

図 8 ブドウ糖毒性とは？
(成宮学：Series 糖尿病の治療と管理―薬剤選択のポイントと注意点 2. 軽症糖尿病の治療―基礎療法と薬物療法開始のポイント. Therapeutic Resarch 19(10)：31(2969) 1998 より引用)

ドウ糖の再吸収を阻害するフロリジンを投与すると，血漿インスリン濃度を変えずに高血糖を改善させることができる．このような状態で，正常血糖インスリンクランプを行うと，骨格筋のブドウ糖取り込みが正常ラットと同程度まで改善する[2]．さらにフロリジンで処理したラットで膵灌流実験を行うとインスリン分泌の改善傾向が認められる[3]．これらの成績から高血糖自体がインスリン分泌を低下させ，インスリン抵抗性を引き起こすことが理解できる．この現象をブドウ糖毒性と呼ぶ．

(2) リポトキシシティー

高血糖自体がインスリン分泌障害やインスリン抵抗性を引き起こすことは，ブドウ糖毒性としてよく知られるようになったが，脂肪に関しても昔から Randle のブドウ糖脂肪酸サイクルとして，筋肉の糖と脂肪の利用がお互いに妨げあうことがわかっていた．しかし最近，ブドウ糖毒性の提唱者でもある Unger によって新たにリポトキシシティーという概念が提唱され，脂肪のインスリン分泌や作用に対する働きに対して関心がもたれるようになってきた[4]．

これまでの疫学的研究により，高脂肪低糖質食が2型糖尿病を増加させることが明らかとなっている．また最近の臨床的研究により，植物性脂肪の増加が糖尿病の頻度を減少させること，多価不飽和脂肪酸摂取の減少や飽和脂肪酸の過剰摂取が糖尿病患者にみられることが示されている．

a．脂質とインスリン抵抗性

高脂肪食がラットでインスリン抵抗性を引き起こすことが知られている．しかし脂肪の種類によってその影響は異なる．飽和脂肪酸(食用獣脂)，一価不飽和脂肪酸（オレイン酸，オリーブ油），n-6系不飽和脂肪酸（リノール酸，サフラー油）は肝臓と筋肉のインスリン抵抗性をもたらすこと，さらにこれが魚油由来のn-3系不飽和脂肪酸や亜麻仁油由来の短鎖脂肪酸でそれらの一部を置き換えることにより予防できることがStorlienらのラットを用いた実験で明らかにされている．

さらに筋肉細胞膜のn-3系不飽和脂肪酸の割合とインスリン刺激による筋肉のブドウ糖の取り込みとの間に正の相関が認められている．細胞膜の脂肪酸組成の変化が細胞機能に影響を及ぼすことは多くの報告によって知られている．細胞膜の多価不飽和脂肪酸の増加は細胞膜の流動性，インスリンリセプター数，およびインスリン作用を増加させ，逆に飽和脂肪酸の増加はこれを減少させることが報告されている．そしてこの細胞膜の脂肪酸組成は遺伝的に制御されるのみでなく，食事中の脂肪酸組成によっても左右されることがわかっている．また筋肉の中性脂肪量の増加はインスリンの作用を妨げることもわかっている．

b．脂質とインスリン分泌

脂肪刺激時，短時間ではインスリン分泌は増加するが，刺激時間の増加に伴いインスリン分泌増強効果は減弱し，刺激時間が連続して数日に及ぶと逆にインスリン分泌が抑制されることも報告されている．

Ungerはリポトキシシティー（Lipotoxicity，脂肪毒性）という概念を提唱した[3]．彼らのラットの成績によれば，膵ラ島B細胞の中性脂肪蓄積の増加に伴いインスリン分泌は減少し，血糖値は上昇し，さらにその血糖値の上昇と血中遊

離脂肪酸値の上昇との間には正の相関が認められることが明らかになっている.

しかし,一方で,最近,血中遊離脂肪酸が空腹時の主要なインスリン分泌刺激因子であり,空腹時の高インスリン血症の原因である可能性が,ラットやヒトの成績で明らかになってきた[4].特に遊離脂肪酸の中でも,このインスリン分泌刺激作用は動物性脂肪がもっとも強く,オリーブ油がそれに続き,植物油がもっとも弱いこともわかっている(ステアリン酸,パルミチン酸,オレイン酸,リノール酸の順).その結果,肥満の助長,インスリンレセプターの down-regulation により,ますますインスリン抵抗性が増強し,空腹時血糖値が上昇すると考えられ,その予防には,夕食の動物性脂肪の制限と運動が重要と考えられる.

B. 糖尿病の分類

1. 新しい糖尿病の分類

平成 11 年 5 月に 17 年ぶりに糖尿病の分類が改定された.新しい分類では織物の縦糸と横糸のように病型分類とステージ分類の二つの分類を用いている.新しい病型分類(**表 3**)では糖尿病は,①1 型糖尿病,②2 型糖尿病,③その他のタイプの糖尿病,④妊娠糖尿病の四つに分類されている.IDDM(インスリン依存性糖尿病),NIDDM(インスリン非依存性糖尿病)というインスリン分泌予備能の程度,インスリン欠乏の程度に基づいた名称を削除し,成因に基づいた 1 型,2 型という名称が採用された.Ⅰ型,Ⅱ型とローマ数字ではなく,1 型,2 型とアラビア数字を用いた理由は,Ⅱ型という名称が 11 型と紛らわしいためである.またインスリン分泌やインスリン作用の遺伝的な障害によるものはその他の特異的な病型に含めている.さらに最近開催された国際会議で,栄養障害関連糖尿病(MRDM)についての検討がなされたが,蛋白質の欠乏が糖尿病を引き起こすという明らかな証拠が得られなかった.そのため栄養障害関連糖尿病という名称は削除することになった.妊娠糖尿病(GDM)という名称は残された.

表 3　糖尿病と，それに関連する耐糖能低下*の成因分類

I．1型（B細胞の破壊，通常は絶対的インスリン欠乏に至る）
　A．自己免疫性
　B．特発性

II．2型（インスリン分泌低下を主体とするものと，インスリン抵抗性が主体で，それにインスリンの相対的不足を伴うものなどがある）

III．その他の特定の機序，疾患によるもの
　A．遺伝因子として遺伝子異常が同定されたもの
　　（1）膵B細胞機能にかかわる遺伝子異常
　　（2）インスリン作用の伝達機構にかかわる遺伝子異常
　B．他の疾患，条件に伴うもの
　　（1）膵外分泌疾患
　　（2）内分泌疾患
　　（3）肝疾患
　　（4）薬剤や化学物質によるもの
　　（5）感染症
　　（6）免疫機序による稀な病態
　　（7）その他の遺伝的症候群で糖尿病を伴うことの多いもの

IV．妊娠糖尿病

*一部には，糖尿病特有の合併症をきたすかどうかが確認されていないものも含まれる．
（糖尿病診断基準検討委員会：糖尿病の分類と診断基準に関する委員会報告．糖尿病 42(5)389，1999 より引用）

　1型糖尿病は主に子どもや若年者に起こることが多く，発症が急速でケトーシス傾向が強く，インスリン治療を必要とするという臨床的な特徴を有している．1型糖尿病では特定のHLA (human leukocyte antigen)との相関を認め，血中にGAD (glutamic acid decarboxylase)抗体，膵ラ島細胞抗体 (ICA)，インスリン自己抗体 (IAA)などの自己抗体が高率に検出されることから，自己免疫的な機序が関与していると考えられている．また各種ウイルス感染が1型糖尿病発症に先行することが報告されるようになり，ウイルス感染による1型糖尿病の可能性も指摘されている．このタイプの糖尿病は，以前は，「若年型糖尿病」「小児糖尿病」「1型糖尿病」「インスリン依存型糖尿病 (IDDM)」「インスリン依存性糖尿病」などと呼ばれていた．欧米に比べてわが国の1型糖尿

病は少なく，糖尿病全体の5％以内にとどまっている．2型糖尿病の臨床像を示すもののなかに数年間で1型糖尿病の臨床像に移行するタイプ（slowly progressive IDDM）が5％程度含まれている．このタイプは，ICAやGAD抗体が持続陽性で，非肥満者が多く，スルホニル尿素薬の二次無効をきたすなどの特徴を有している．残りのほとんどを占めるのが2型糖尿病で，遺伝的背景に，肥満，過食，運動不足，ストレスなどが発症因子として作用し徐々に発症する．なかでも肥満は重要で，2型糖尿病患者の70～80％に肥満が関与している．初期には無自覚，無症状のことが多く，健康診断，生命保険加入時の尿糖陽性，血糖上昇から初めて発見されるケースも少なくない．ミトコンドリア遺伝子，グルコキナーゼ遺伝子などの特定遺伝子の異常や膵臓・内分泌の異常によるものがその他のタイプの糖尿病である．妊娠中に発症する糖尿病は厳格な治療を必要とするため，妊娠糖尿病として独立した分類項目としている．

　ステージ分類（図9）はインスリン作用不足の程度と糖代謝異常の程度により，病型分類の，①1型糖尿病，②2型糖尿病，③その他のタイプの糖尿病，④妊娠糖尿病の，それぞれを，正常領域，境界領域，糖尿病領域（インスリン非依存状態，インスリン依存状態）に区分している．

C．成因をめぐって

1．2型糖尿病の発症のしくみ

　2型糖尿病は，図10のごとく，遺伝的な素因によって，食後のインスリン分泌異常が存在したり，筋肉組織や脂肪組織のインスリン抵抗性が存在したりしているものに，肥満，過食，運動不足，ストレスなどの発症因子が加わって発症する．したがって遺伝的な素因のないものには糖尿病は発症しない．また，遺伝的な素因があっても，発症因子が加わらなければ，発症することはない．ちなみに，両親ともに糖尿病の場合には50％，どちらかの親が糖尿病の場合には25％の頻度で，子どもに糖尿病が発症するといわれている．

病態 (病期) 成因 (機序)	正常血糖	高血糖			
	正常領域	境界領域	糖尿病領域		
			インスリン非依存状態		インスリン依存状態
			インスリン 不要	高血糖是正 に必要	生存に必要
1型					
2型					
その他特定の型					
妊娠糖尿病					

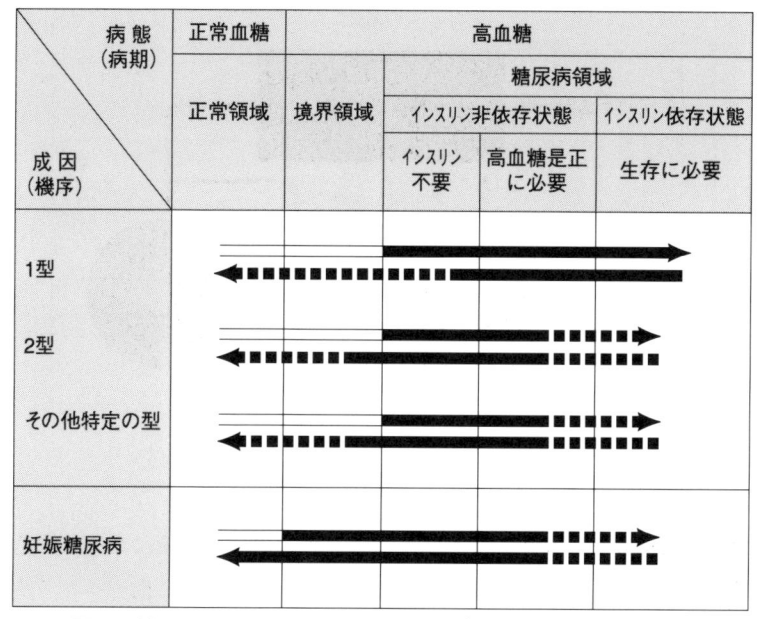

図 9 糖尿病における成因（発症機序）と病態（病期）の概念

右向きの矢印は糖代謝異常の悪化（糖尿病の発症を含む）をあらわす．矢印の線のうち，▬ ▬ ▬の部分は，「糖尿病」と呼ぶ状態を示す．左向きの矢印は糖代謝異常の改善を示す．矢印の線のうち，破線部分は頻度の少ない事象を示す．例えば 2 型糖尿病でも，感染時にケトアシドーシスに至り，救命のために一時的にインスリン治療を必要とする場合もある．また，糖尿病がいったん発病した場合は，糖代謝が改善しても糖尿病とみなして取り扱うという観点から，左向きの矢印は黒く塗りつぶした線であらわした．その場合，糖代謝が完全に正常化するに至ることは多くないので破線であらわした．

糖尿病領域のうち，インスリン非依存状態は従来の NIDDM，インスリン依存状態は従来の IDDM に相当する．
（糖尿病診断基準検討委員会：糖尿病の分類と診断基準に関する委員会報告．糖尿病 42(5)：388, 1999 より引用）

2．2型糖尿病と肥満

　糖尿病患者において耐糖能が同程度の場合，非肥満者に比較して肥満者のインスリン反応は高反応となっている．ここに肥満に伴うインスリン抵抗性がクローズアップされる．肥満に伴うインスリン抵抗性の成因としては，第一に肥

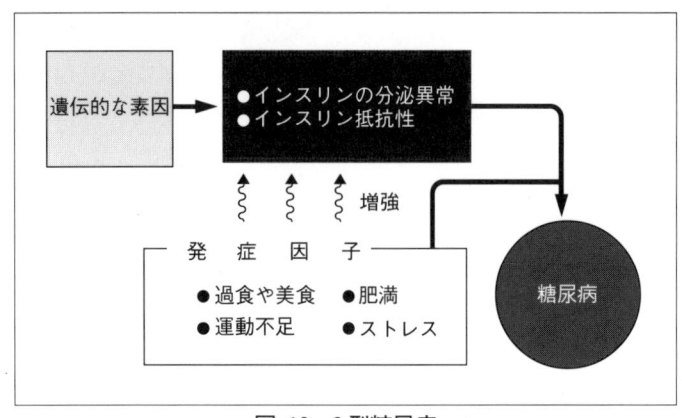

```
┌─────────┐     ┌──────────────────────┐
│遺伝的な素因│────▶│●インスリンの分泌異常│──────┐
└─────────┘     │●インスリン抵抗性    │──┐   │
                └──────────────────────┘  │   ▼
                     ↑  ↑  ↑  増強        │ ┌─────┐
                ┌──────────────────────┐  └▶│糖尿病│
                │ 発 症 因 子          │    └─────┘
                │  ●過食や美食 ●肥満  │
                │  ●運動不足   ●ストレス│
                └──────────────────────┘
```

図 10　2 型糖尿病

満では個々の脂肪細胞が肥大化し，それが末梢組織におけるインスリン抵抗性を高めるという点があげられる．ヒトの脂肪細胞の大きさと血中インスリン濃度との間には平行関係があることが明らかにされており，脂肪細胞の肥大に伴い血中インスリン濃度は上昇してくる．第二にインスリンレセプターの数の減少である．第三にインスリンレセプター以降の細胞内代謝系の障害，第四に体液中に存在しているインスリンアンタゴニストがあげられる．その代表例は遊離脂肪酸である．肥満者では血中脂質のなかでも，特にこの遊離脂肪酸が高値を示しやすい．

　体重増加だけが肥満者のインスリン抵抗性の原因となるとは限らない．肥満者では摂取カロリーの過剰が認められ，それもインスリン抵抗性を増悪させる．食事療法を行い摂取カロリーを減少させるだけで高インスリン血症は改善してくる．肥満型 2 型糖尿病では食事療法を開始すると体重減少をみるよりも早く血糖値の降下をみることが少なくない．また肥満者ではインスリンクランプ法を用いた研究により，血中インスリンの上昇によるインスリン分泌への negative feedback がかかりにくいことが報告されている．その結果，高インスリン血症が助長され，インスリンレセプターへの down regulation によるインスリンレセプターの数の減少がさらに促進され，インスリン抵抗性が増悪することも考えられる．

以上, 2型糖尿病の発症と肥満との関係は, 末梢組織におけるインスリン抵抗性を介して行われる膵島B細胞からのインスリン過剰分泌に対する疲弊現象のあらわれとしてみることができる. 同程度の肥満者において, 一方は単純肥満として, そして一方は肥満を伴った2型糖尿病に至るしくみには, 膵島B細胞におけるインスリン分泌の先天的な脆弱性が想像される. このようなインスリン分泌不全をもたらす状態こそが2型糖尿病における遺伝的素因と密接だということが, 今日一般的な考え方として受け入れられている.
　すなわち, 2型糖尿病においては, 発症以前から, 肥満, 非肥満にかかわらず, ブドウ糖に対する膵島B細胞からのインスリン分泌が, 健常者と比較して初期上昇反応に乏しく, その後の反応形式も遅延増大型を示し正常反応とは明らかに異なるということである.

3. 遺伝子異常に基づく特殊タイプの糖尿病

　特殊タイプとして区別されるべき明らかな遺伝子異常に基づく糖尿病は, その多くが軽症であるため, 臨床的には2型糖尿病として診断されるのが一般的である. すなわち, インスリン遺伝子の変異, インスリン受容体遺伝子の変異, ミトコンドリア遺伝子の変異, 肝・膵B細胞の糖輸送担体 (GLUT 2) 遺伝子の変異, さらにはMODY 1 (HNF 4α遺伝子の変異), MODY 2 (HNF 1α遺伝子の変異) などが知られている.

(1) 1型糖尿病の発症のしくみ

　1型糖尿病は図11に示したごとく, 特定のHLAを有するものに, 自己免疫そしてウイルス感染が関与して, ランゲルハンス島B細胞の破壊が生じ, インスリン分泌の低下が生じて発症する.

a. HLAとの相関

　HLAとはヒトの白血球の表面に存在している組織適合性抗原のことであり, ヒト白血球抗体 (Human Leukocyte Antigen) の略称である. HLAは当

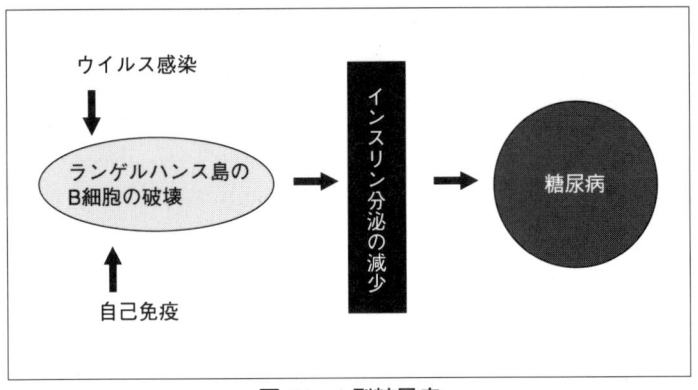

図 11　1型糖尿病

初，臓器移植を成功させるための組織適合性に関する研究を通じて注目を集めていたが現在ではそれのみにとどまらず，ヒトの生命維持にかかわる免疫応答遺伝子領域を探るマーカーとして，疾患の診断，治療，予防対策，あるいは優性遺伝子学への応用など，臨床医学のあらゆる部門に広く導入されつつある．なかでも興味深い事実は，HLAの疾患関連性である．これは特定の疾患において，特定のHLAが高頻度に見い出されるというものである．特定の疾患に関連した免疫応答遺伝子（疾患遺伝子または疾患誘因遺伝子）と同一染色体上に密接して存在するHLA遺伝子が連鎖しているところから，本来はマーカーにすぎないHLAが疾患関連性を示してくれるというものである．HLA遺伝子はクラスI抗原とクラスII抗原に分類される．特にクラスII抗原のDR，DQ遺伝子が，人種を問わず1型糖尿病との密接なかかわりあいが明らかにされている．日本人の1型糖尿病との関連があるものには，感受性遺伝子としてDR 4，DR 9，抵抗性遺伝子としてDR 2が知られている．

b．自己免疫の関与

　自己免疫疾患として有名なものは，慢性甲状腺炎，悪性貧血などである．1型糖尿病の一部のものでこれらの疾患との関連性が知られている．これにより，1型糖尿病と各種臓器に対する自己抗体についての検索が進められ，抗甲状腺抗体，胃壁細胞抗体などの発現頻度が高いことが明らかにされた．そして膵ラ

島細胞質に反応する膵ラ島細胞抗体（Islet Cell Antibody；ICA）の発現が，発症まもない１型糖尿病では著しく高率であるという成績とあいまって，１型糖尿病の発症に関与する自己免疫の存在が強く示唆されている．ICA の発症早期の陽性率は 70〜90％と高率であるが，経過とともに陽性率は急激に減少する．ICA は発症前より検出され，抗体価が高いほど１型糖尿病の発症率が高値なことが明らかにされており，１型糖尿病の発症予知ならびに診断に有用なマーカーであることが知られている．インスリン治療者に外来性インスリンに対する抗体が認められることは臨床上しばしば経験することであったが，インスリン未治療者にもインスリン自己抗体（IAA）が検出されることが明らかになった．IAA は発症早期１型糖尿病の 40〜60％に検出される．その陽性率は年齢と逆相関を示し，5歳以下の幼児では 90％の陽性率を示すという．また IAA 陽性者は ICA が高率に陽性になることが明らかにされている．しかし IAA 単独陽性の場合，１型糖尿病予知マーカーとしての意義は低い．発症早期１型糖尿病患者にはヒト膵島細胞の分子量 64000 の蛋白質（64 kDa 蛋白）に対する自己抗体が存在する．この 64 kDa 抗体は発症前の１型糖尿病患者に ICA や IAA よりも早期に出現し，高抗体価 ICA と同程度に有力な予知マーカーと考えられている．その 64 kDa 抗体の主要な対応抗原がグルタミン酸脱炭酸（GAD）であることが明らかとなった．GAD 抗体は保険診療でもその測定が認められており，１型糖尿病の診断には欠くべかざる検査となっている．GAD 抗体は早期発症１型糖尿病の 60〜80％に陽性となる．

c．ウイルス感染

　１型糖尿病の成因として，ウイルス感染はかなり以前から予測されていたことである．しかし，それが確かな事実として認められたのは，脳炎・心筋炎ウイルスによるマウスの insulitis 発現と，それによる実験的糖尿病の発症とによってである．

　表4は，これまで知られている糖尿病の発症と関連するウイルスに関して，ヒトならびに動物のそれぞれについてとりまとめたものである．このなかでコクサッキーB_4ウイルスと１型糖尿病の発症が注目されている．そして動物においては，脳炎・心炎ウイルス感染に対して感受性の強いマウスと抵抗性を示す

表 4 糖尿病発症に関連のあるウイルス

ヒト	・流行性耳下腺炎ウイルス ・コクサッキーウイルス（B_1, B_3, B_4, B_5） ・風疹ウイルス ・サイトメガロウイルス
動物	・脳炎・心筋炎ウイルス ・コクサッキーウイルス（B_4） ・口蹄疫ウイルス ・ベネズエラ馬脳炎ウイルス ・サイトメガロウイルス

ものが知られている．その結果，ウイルス感染によって糖尿病が引き起こされるかどうかは，それぞれの個体において遺伝的に規定されたものである可能性が強いと考えられるに至っている．ここに HLA，自己免疫，ウイルス感染の三者が一体となった糖尿病発症の模型図の描かれる糸口がつかまれようとしている．日常臨床で接する流行性耳下腺炎やいわゆる夏かぜのなかにはそれがきっかけで膵ラ島に insulitis を起こし，急激な形で糖尿病を発症し得るものもあり得るという可能性については，常々念頭におくべきであろう．

　1型糖尿病の発症を考えるうえで HLA，自己抗体，そしてウイルス感染という三者のからみあいはきわめて興味深い．しかし果たしてこれによってわが国におけるすべての1型糖尿病の発症が説明し得るものかどうかは疑問であり，なお今後の研究課題だといえる．

D. 糖尿病の検査と診断

1. 糖尿病を発見するための検査

(1) 尿糖陽性から糖尿病診断まで

　糖尿病が発見されるきっかけは，大部分が尿糖陽性である．糖尿病に特有とされる自覚症状はすべて高血糖に由来するものであるが，この自覚症状を待つ

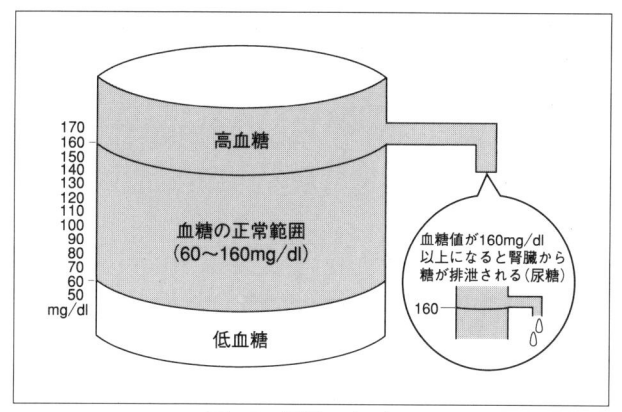

図 12　尿糖のしくみ

ことなく，早期発見，早期診断が望まれる．そして尿糖検査を早期糖尿病発見の足がかりにするには，食後尿糖検査が望ましい．

　健康診断や生命保険加入時，たまたま行ったスクリーニング検査で尿糖陽性を認めた場合，おっくうがらずに経口ブドウ糖負荷試験を実施することである．尿糖陽性を手がかりに，ブドウ糖負荷試験を実施し，その成績を足がかりに，早期の糖尿病診断が可能となる．ここで得られた成績に基づいて，精細な問診，身体的所見，HbA_{1c}値，糖尿病性網膜症の有無などによって，確かな糖尿病の診断を進める．

(2) 尿糖検査だけでは，糖尿病は診断できない

　通常は，腎の糖排泄閾値の 160 mg/dl を超えると，尿糖が検出されるようになる．しかし，軽症糖尿病では，食後は血糖値が上昇し，尿糖が検出されるようになるが，空腹時には 160 mg/dl 以下であることが多く，尿糖が陰性であることが少なくない(図12)．また腎疾患を合併した患者や高齢者では，この腎の糖排泄閾値が上昇して，血糖値が 160 mg/dl を超えても尿糖が検出されないことがある．

　逆に，生まれつきこの糖排泄閾値が低いものでは(狭義の腎性糖尿)，血糖値

が低くても，尿糖が検出される．後天的に糖排泄閾値が低下する場合としては，妊娠，副腎皮質ステロイド薬，ストレスなどがあげられる．

したがって，尿糖検査だけで糖尿病の診断はできず，正確な診断には血糖検査が不可欠である．

(3) 糖尿病の診断

糖尿病の診断は，血糖値の測定によって決定される．

空腹時血糖値が126 mg/dl以上，75 gOGTT 2時間値が200 mg/dl以上，随時血糖値が200 mg/dl以上のいずれかが，別の日の検査で2回以上確認できれば糖尿病と診断される(**表5**)．これらの基準値を1回だけ満たした状態は，糖尿病型と呼ぶ．ただし，口渇，多飲，多尿，体重減少などの糖尿病の典型的な症状をみられる場合，HbA$_{1c}$値が6.5%以上の場合，確実な糖尿病性網膜症が認められる場合には，1回の検査だけで糖尿病と診断する．

空腹時血糖値が110 mg/dl未満，75 gOGTT 2時間値が140 mg/dl未満は正常型とするが，1時間値が180 mg/dl以上の場合には，糖尿病型に移行する可能

表5 空腹時血糖値および75 g糖負荷試験(OGTT) 2時間値の判定基準(静脈血漿値，mg/dl，カッコ内はmmol/l)

	正常域	糖尿病域
空腹時値	<110 (6.1)	≧126 (7.0)
75 gOGTT　2時間値	<140 (7.8)	≧200 (11.1)
75 gOGTTの判定	両者をみたすものを正常型とする．	いずれかをみたすものを糖尿病型とする．
	正常型にも糖尿病型にも属さないものを境界型とする．	

随時血糖値≧200 mg/dl (≧11.1 mmol/l)の場合も糖尿病型とみなす．
正常型であっても，1時間値が180 mg/dl(10.0 mmol/l)以上の場合は，180 mg/dl未満のものに比べて糖尿病に悪化する危険が高いので，境界型に準じた取り扱い（経過観察など）が必要である．
(糖尿病診断基準検討委員会：糖尿病の分類と診断基準に関する委員会報告．糖尿病 42(5)：391，1999 より引用)

性が高いので境界型に準じて経過観察を実施する．
　正常型，糖尿病型のいずれにも属さないものは境界型とする．
　75 gOGTT 実施時には血糖値のみでなく血漿インスリン値の測定も実施したい．インスリン分泌動態の測定により，インスリン初期分泌の低下や遅延増大型の高インスリン血症の存在を明らかにすることができ，インスリン分泌障害とインスリン抵抗性の程度を知ることができ，治療方針の決定に有用な情報となる．

2．糖尿病診断後の定期的な検査

(1) 糖尿病コントロール状態を調べる検査

　糖尿病コントロール状態を調べる検査としては，血糖と HbA_{1c} があげられる．血糖は現在のコントロール状態を，HbA_{1c} は過去数ヵ月間のコントロール状態を示す．HbA_{1c} は糖化ヘモグロビンのＣ分画のことで，赤血球の寿命が120日であることから，過去数ヵ月間の血糖コントロール状態を示す．HbA_{1c} 値の50％は過去1ヵ月間，25％はその前1ヵ月間，残りの25％がその前2ヵ月間の血糖コントロール状態を反映する．診察時，血糖値の変動は気にするが，HbA_{1c} への関心が薄い患者が少なくない．検査日の前日は，夕食の量を控えたりして，通常の血糖値よりも採血時の血糖値が低めに出ることがかなりある．血糖値よりも HbA_{1c} のほうが糖尿病性細小血管障害との相関が高いことも知られていることも考えると，もっと患者に HbA_{1c} を身近に感じさせる工夫が必要となる．

指南　その1
　そのような試みとして，HbA_{1c} をヘモグロビンエーワンシーと覚えさせるのではなくキャラメルのグリコと覚えさせる方法や，HbA_{1c} の値に℃をつけて，「あなたのグリコは，8％ということは，8℃の熱がある状態と同じですよ．平熱は6.5℃以下，高くても7℃以下ですね．平熱まで下げる努力をしましょう」と説明したりする指導法が報告されているが，高齢者の患者に実際，試みてみるとかなり効果的である．

過去1〜2週間の血糖コントロール状態を示すものとしてはフルクトサミンがある．フルクトサミンは血中糖化蛋白質の総称で，血中蛋白質の60〜70％がアルブミンであること，アルブミンの半減期が20日前後であることから，フルクトサミンは過去1〜2週間の血糖コントロール状態を示すことになる．正常値は205〜285 μmol/l である．糖尿病治療開始時や血糖値の変動の激しい不安定型糖尿病でインスリン投与量を変更する必要がある場合，短期間の血糖コントロール状態を知る必要がある．このような場合にフルクトサミンの測定が有用である．

(2) 糖尿病治療における血糖コントロール基準をどのように考えればよいか

　これまでの多くの報告により，75 gOGTT 2時間値が200 mg/dl 以上で網膜症の頻度が急増することが明らかになっている．これに相当する空腹時血糖値は，126 mg/dl とされている．しかし伊藤らの報告によると空腹時血糖値110〜125 mg/dl でも25％は2時間値が200 mg/dl 以上で網膜症が高頻度で認められるという．さらに2時間値180〜199 mg/dl では，網膜症の頻度と糖尿病型への移行度が高いことが知られている．欧米の2型糖尿病がインスリン抵抗性を主体としているのに対して，わが国のそれは初期インスリン分泌障害が主体であり，食後高血糖が重要となる．

　そこで，当院の142名の2型糖尿病患者（平均年齢57歳）の75 gOGTT 2時間値200〜229 mg/dl，180〜199 mg/dl に相当する毎食後2時間の平均血糖値と，HbA$_{1c}$値を求めてみると，それぞれ176 mg/dl，151 mg/dl，6.8％，6.2％となった．

　以上の成績から，血糖コントロールの目標値は，空腹時血糖値は幅をもたせて，110〜126 mg/dl，食後2時間血糖値160 mg/dl，HbA$_{1c}$6.5％以下としている．

E．糖尿病の合併症

1．急性合併症―糖尿病性昏睡

　表6は糖尿病性昏睡として知られる二つの病態を示したものである．このなかで糖尿病ケトアシドーシス（DKA）は1型糖尿病の初期症状となる場合もある．1型糖尿病においては常日頃，尿糖，血糖とともに尿ケトン体の検査が欠かせない．すでに治療中の患者においてはインスリン注射の中断，あるいは中止しないまでも不十分な治療による代謝異常の増悪によるケトーシスが昏睡を起こす．もちろん2型糖尿病においても重症な感染症，外傷，過度のストレスなどが誘引となって糖尿病ケトアシドーシス（DKA）が引き起こされることがある．高血糖高浸透圧症候群はケトーシスが見られないということが特徴的である．急激な高血糖，高ナトリウム血症，そして血漿浸透圧の異常高値のために起こる脳細胞の脱水が昏睡の要因とされている．比較的軽症な糖尿病であっても，糖尿病がまったく気づかれないで放置され，水分摂取が不足し，かつ糖質の過剰摂取があったような場合で50歳以上の例にみられやすい．

　そのほかの糖尿病患者にみられる昏睡としては乳酸性アシドーシスによる昏睡がある．乳酸性アシドーシスによる昏睡は，経口血糖降下剤の一つであるビグアナイド薬服用者において経験されているがきわめて稀なものである．最近インスリン抵抗性改善薬として再評価されているこの系統の薬剤であるメトホルミンでは特にその頻度は低い．

　なお糖尿病患者に昏睡を認めた場合，以上三つの病態のほかにインスリンあるいは経口血糖降下薬使用者においては低血糖性昏睡もあり得ることも念頭におかねばならない．また脳血管障害や尿毒症などについても，時に鑑別を要することがある．

表6　糖尿病性昏睡の種類

1．糖尿病ケトアシドーシス（DKA）
2．高血糖高浸透圧症候群

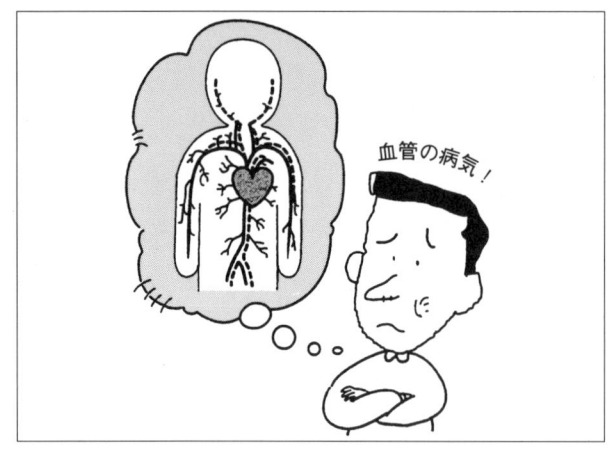

図 13
代謝の病気であり,「血管の病気」でもある糖尿病
　合併症(血管の病気)に注意したい.

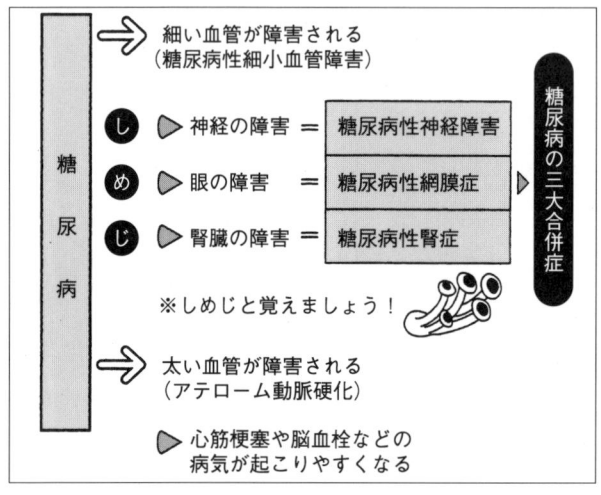

図 14
糖尿病による血管の障害
　アテローム動脈硬化と糖尿病性細小血管障害の二つのタイプがある.

2．慢性合併症―糖尿病性細小血管障害と動脈硬化

　糖尿病は代謝の病気であるばかりでなく,血管の病気でもあるとよくいわれる(図13).それは糖尿病になると全身の血管が広範囲に障害されるからである.これこそが糖尿病の合併症なのである.それゆえに"風邪は万病のもとといわれるが,糖尿病こそは億万病のもとである"といわれるわけである.この血管の障害には図14に示すように二つのタイプがある.ひとつはいわゆるアテ

ローム性動脈硬化症であり，もうひとつは糖尿病性細小血管障害である．

> **指南 その2**
> 糖尿病の三大合併症といわれるものは，これに含まれる糖尿病性神経障害，糖尿病性網膜症，糖尿病性腎症のことで，"しめじ"と覚えていただきたい．"しめじ"の"し"は神経の"し"，しめじの"め"は眼の"め"，"しめじ"の"じ"は腎臓の"じ"である．ここで他の二つは"症"というのに神経障害だけ神経症といわないのは，ノイローゼと混同しないためである．

(1) 糖尿病性細小血管障害の発症機序

よく"酸のないところに潰瘍なし"といわれるが，"高血糖のないところに糖尿病性細小血管障害なし"ということができる．すなわちこれらの合併症をたどっていくと必ず高血糖というところに突きあたるわけである．そこでなぜ神経，眼，腎臓に合併症が生じやすいのかについてまず考えてみる．体内の組織にはインスリンの助けを受けて細胞内にブドウ糖を取り込む組織とインスリンの助けなしに細胞内にブドウ糖を取り込む組織がある．

> **指南 その3**
> 今ここで細胞というホテルを思い浮かべていただきたい（図15）．前者ではホテルの入り口にインスリンというドアマンがいてブドウ糖というお客が来ると扉をあけている．一方，後者では入り口の扉は自動ドアになっていてブドウ糖というお客は自由に中に入って行ってしまう．さて糖尿病ではインスリンというドアマンが人手不足で不足したり（インスリン分泌障害），太りすぎで怠け者だったり（インスリン抵抗性）するため，インスリン依存ホテルにお客は入れず，自動ドアのインスリン非依存ホテルにお客が殺到してしまう．

前者の組織としては，骨格筋，脂肪組織，肝臓，心筋などがあげられる．これらの組織の中では，インスリン依存度は，骨格筋，脂肪組織が強く，肝臓がそれに次ぎ，心筋が一番弱いといわれている．後者の組織としては，脳，神経，眼，腎臓，赤血球，大動脈などがあげられる．これらの組織の中で脳は血糖値

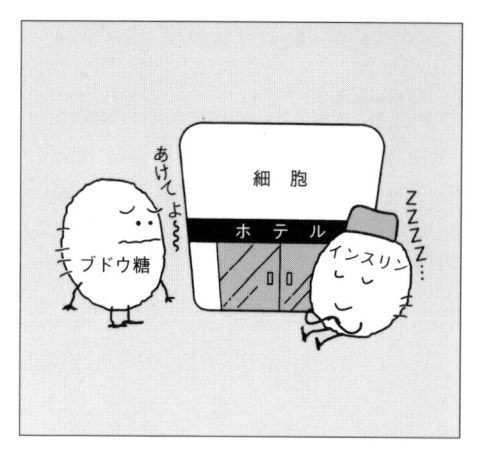

図15 インスリンとブドウ糖の関係

インスリンの働きが悪くなると,血液中のブドウ糖が細胞内に取り込まれなくなる.
(成宮学:Series糖尿病の治療と管理—薬剤選択のポイントと注意点5.糖尿病性合併症の予防②—細小血管障害と危険因子.Therapeutic Research 20(4):38(856),1999より引用)

が上昇しても細胞内に過剰なブドウ糖が流入しないようにブドウ糖閾値を上昇させて防御している.したがって脳細胞へのブドウ糖の取り込みは健常者と糖尿病患者との間に差がないことが証明されている.糖尿病性脳症がないのはそのためと考えられる.その他のインスリン非依存性組織では健常者と比較して糖尿病患者ではブドウ糖の細胞内への取り込みが過剰になっていることが明らかにされている.細胞内に取り込まれたブドウ糖は,健常者では解糖系,TCAサイクルに入りATP産生に利用されたり,グリコーゲンとして蓄積されるが,糖尿病患者では,これらの代謝系のインスリン依存性律速酵素がインスリン作用不足のため十分に作用せず,これらの過程でブドウ糖が円滑に利用されず,その結果ブドウ糖は通常はあまり働かない他の代謝系に流入したり,細胞内の蛋白質と結合してしまい細胞障害を引き起こす.高血糖による細胞障害の原因としてはPKC活性の上昇,AGEの増加,ポリオール代謝経路の活性化などが考えられている.

a.プロテインキナーゼC(PKC)活性の上昇

PKC活性の増加がみられる場合には必ずジアシルグリセロール(DAG)の増加が認められ,高血糖によりDAGの *de novo* 合成が亢進し,その結果PKC活性が上昇すると考えられる.

b．AGEの増加

　高血糖状態下では蛋白質は非酵素的に糖化される．この反応はメイラード反応と呼ばれる．この反応の初期段階反応物質のアマドリ化合物が糖尿病患者の血糖コントロールの優れた指標となることが明らかにされた．今日，日常診療で広く用いられている HbA_{1c} がそれにあたる．HbA_{1c} は Hb 蛋白にブドウ糖が結合したアマドリ化合物である．このメイラード反応の終末糖化物質が AGE である．糖尿病性細小血管障害は後期反応物質の AGE と強く相関し，AGE が糖尿病性細小血管障害の原因物質の候補としてあげられている．

c．ポリオール代謝経路の活性化

　ポリオール代謝経路は，ブドウ糖→ソルビトール→果糖の二つの段階よりなる．この代謝経路における最初の段階の律速酵素がアルドース還元酵素(aldose reductase；AR)で，通常はこの経路を介したブドウ糖利用は3％程度にすぎない．しかし糖尿病状態では AR が活性化され，この代謝系を介するブドウ糖利用は通常の4～5倍程度まで増加し，それに伴いソルビトールの産生が亢進し，細胞障害を引き起こす．最近ポリオール代謝経路の亢進とグリケーションの亢進との間に密接な関係があることが明らかになってきた．AGE の前駆物質として果糖(フルクトース)，フルクトース-3リン酸，3デオキシグルコゾンなどが知られているが，いずれもポリオール代謝系を介して産生され，AR 阻害薬による産生抑制が報告されている．

(2) 糖尿病の三大合併症の病態と特徴

　以下，糖尿病の三大合併症の病態とその特徴について順に考えてみる．

a．糖尿病性神経障害

　糖尿病性神経障害の発症機序としては，代謝性因子と血管性因子の二つが考えられるが，両者の間には相互関係が存在する．代謝性因子の中ではポリオール代謝経路の亢進が初期病変の成立に重要な役割を担っている．ソルビトールのシュワン細胞への蓄積は細胞の膨化をきたし，軸索を圧迫する．さらにポリ

```
┌─────────────────────────────────────────────┐
│  ①手より足の神経が    ⑤目や腎臓など，       │
│   やられやすい         他の合併症を         │
│   （ジンジンする感じなど） 伴いやすい        │
│                                             │
│  ②片方だけという                            │
│   のではなく，左                            │
│   右両方に起きや                            │
│   すい                                      │
│                                             │
│                        ④糖尿病の病歴が     │
│                         長く，糖尿病の      │
│                         コントロールが      │
│  ③自律神経失調も多い     悪い場合に生じ    │
│   （インポテンツ，発汗異常，排尿  やすい    │
│    困難，便秘・下痢，起立性低血圧           │
│    など）                                   │
└─────────────────────────────────────────────┘
```

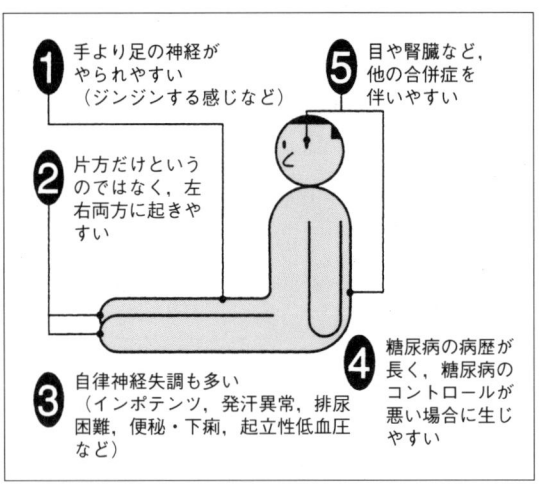

図 16　糖尿病性神経障害の特徴

オール代謝異常は神経細胞のミオイノシトール含量の低下をきたし細胞膜機能の低下をもたらす．加えてポリオール代謝異常は NO 産生障害をきたし，神経内膜内の微小循環障害を惹起する．さらに最近高血糖状態に伴うリノール酸に代表される n-6 系不飽和脂肪酸の代謝異常が注目されている[5,6]．リノール酸の代謝異常はプロスタグランジン E_1, I_2 の減少，トロンボキサン A_2 の増加をもたらし，微小循環障害を惹起する．

　糖尿病神経障害の特徴をまとめてみると図 16 のようになる．ジンジンするという訴えが多いしびれ感や神経痛は手より足に起きやすく，特に左右の両足の先に起きやすいことが知られている．このような末梢神経障害と並んでいろいろな自律神経障害も起きてくる．インポテンツの他に，発汗の異常，下痢，便秘のような排便障害，吐き気，胃のもたれなどの胃腸障害，排尿障害，起立性低血圧などがその代表例である．

　糖尿病性神経障害はなぜ両側性に生じ，手よりも足に起こりやすく，またジンジンする感じや自律神経障害が多いのであろうか．

　神経の太さは，自律神経→温痛覚，細い触覚→荒い触覚，位置覚，振動覚→運動神経の順に太くなっていく．そして，神経障害には次のような特徴がある．

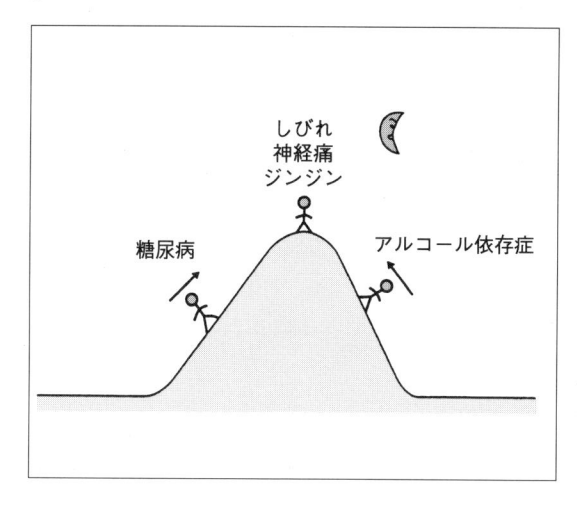

図 17 同じ神経障害を起こすアルコール依存症と高血糖
いずれも代謝障害として作用するため，原因は違っても同様の症状を示す．
(成宮学：Series 糖尿病の治療と管理―薬剤選択のポイントと注意点 5．糖尿病性合併症の予防②―細小血管障害と危険因子．Therapeutic Research 20(4)：40(858)，1999 より引用)

①短い神経より長い神経からやられやすい（どんなに短足のものでも手より足のほうが長いので，手の神経よりも足の神経に障害が現れやすい）．

したがって足の症状がなく，片側の手の症状が生じた時には変形性頸椎症，手根管症候群，後縦靱帯硬化症のような整形外科領域の病態を考えたほうがよい．

②虚血性障害は太い神経から，代謝性障害は細い神経から起きる．

糖尿病の男性患者の血糖コントロールを乱す原因としてアルコールがよくあげられるが，大酒家の糖尿病患者が足のしびれを訴えた場合，アルコールも高血糖もいずれも代謝障害として作用するため，これが血糖コントロールの乱れによるものか，アルコールのためかの区別は困難である（図 17）．また長い時間正座して立ち上がろうとすると足がいうことをきかずによろめくことがあるが，これは正座による足の圧迫が続くと，虚血障害により，位置覚，運動神経などの太い神経がやられるためである．

③神経障害は，始め神経の興奮による過敏症状が生じ，障害が持続すると神経の抑制症状が起きる．

糖尿病の場合，初期のうちは代謝障害が中心に起きる．そのため両側性に細い神経がやられやすくなり，両足がほてったり，ジンジンしたりするなどの神経の過敏症状があらわれやすい．また細い神経である自律神経の障害も伴いや

表7 糖尿病性神経障害の症状・所見と，障害されている神経線維

1. 感覚障害 　ジンジンする感じ，　進行　温痛覚 　痛み，しびれ　―――→　低下	・細い線維 　（温痛覚） ・やや太い線維 　（触覚）
2. 自立神経障害 　立ちくらみ，安静時の頻脈（90/分前後），インポテンツ，下痢，便秘，運動時の頻拍増加少ない，排尿障害，胃内容排出遅延	一番細い線維 （自律神経）
3. 振動覚低下	太い線維 （振動覚）
4. アキレス腱反射消失	太い線維
5. 神経伝導速度低下	太い線維

（成宮学：Series 糖尿病の治療と管理―薬剤選択のポイントと注意点5．糖尿病性合併症の予防②―細小血管障害と危険因子．Therapeutic Research 20(4)：39(857)，1999 より引用）

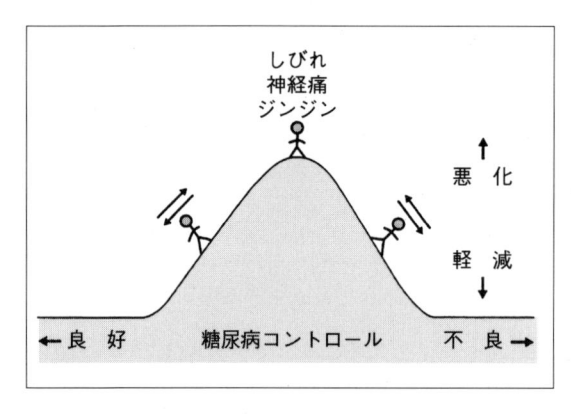

図18 糖尿病性神経障害の自覚症状の推移

（成宮学：Series 糖尿病の治療と管理―薬剤選択のポイントと注意点5．糖尿病性合併症の予防②―細小血管障害と危険因子．Therapeutic Research 20(4)：40(858)，1999 より引用）

すい（表7）．そして神経障害が進行すると，神経の抑制症状により痛みが消失する．血糖コントロールが不良で神経障害が進行し足の知覚低下がみられる患者を治療して，血糖コントロールを改善させると，神経障害の改善に伴い神経の抑制症状から興奮症状に変わり，足の痛みが生じ，藪医者呼ばわりされることがあるので注意したい（図18）．

糖尿病が進行してくると血管障害による虚血性障害が合併し，太い神経の障害が加わり，糖尿病性神経障害の病像が複雑化してくる．

指南 その4　現在広く行れている神経障害の検査は，腱反射，振動覚，神経伝導速度などいずれも太い神経の働きを調べる検査なので，細い神経の障害を早い段階でみつけるには，足のほてり，ジンジンする感じ，こむらがえりなどの自覚症状に気をつけることが大切である．糖尿病性神経障害は発症5年前後の比較的早期から併発がみられ，かつ発症頻度も60%前後と高く，さらに突然死の原因の一部を占めることは忘れてはならない．

b．糖尿病性網膜症

　糖尿病性網膜症は高血糖に伴う代謝異常による網膜の血管内皮細胞，網膜色素上皮細胞，血管壁の周皮細胞の傷害によって惹起される血管閉塞によって生じる．高血糖による網膜の代謝障害はポリオール代謝経路の活性化を中心として，神経障害で述べた種々の因子が複雑に絡み合って生じると考えられる．

　糖尿病性網膜症の初期には，網膜血管の拡張と血流量が増加し，血管透過性が亢進する．そして基底膜が肥厚し，基底膜の外側の壁細胞が壊死に陥ると，留め金がはずれた状態になり，毛細血管瘤が生じる．それに引き続き出血，網膜浮腫，硬性白斑がみられるようになる(単純性網膜症)．網膜血管閉塞が進行すると網膜虚血が生じ，軟性白斑，網膜血管の変形が生じ，網膜浮腫が強くなると前増殖性網膜症と呼ばれる時期となる．さらに病態が進行すると，広範な無灌流領域に新生血管がみられるようになり，増殖性網膜症と呼ばれる時期となり，重篤な視力障害がもたらされる．

　糖尿病の眼の合併症としては，その他，水晶体にソルビトールが蓄積して生じる白内障，出血性緑内障などがある．また屈折異常の進行により近視，遠視，乱視が進むことがある．血糖が上昇すると近視が進み，血糖が下降すると遠視が進む傾向がある．糖尿病性網膜症の治療は，まず眼底検査を定期的に行い病変の存在を患者に自覚させることである．眼底に糖尿病性所見のない患者ならびに初期病変の患者でも"誕生日には眼底検査を！"のスローガンで年1回の

眼底検査を必ず行うように奨励している．糖尿病性網膜症の有病率は，1型糖尿病では，発症後5年で25％，10～15年で60～80％とされ，発症15年で25％に増殖性網膜症がみられるという．一方，2型糖尿病では，診断後2～3年で25％，20年で60％とされている．

c．糖尿病性腎症

糖尿病性腎症は腎糸球体の硬化性病変によってもたらされる．糸球体硬化の本体はメサンギウム領域へのIV型コラーゲン，フィブロネクチンを主体とする細胞外マトリックス蛋白（メサンギウムマトリックス蛋白）の異常蓄積である．このマトリックス蛋白の蓄積経路としては，二つの経路が考えられている．第一は，高血糖に伴う代謝障害で，ポリオール経路の活性化，PKC活性の上昇，AGEなどが関与していると考えられる．第二は糸球体血管内圧上昇による伸展刺激である．

糖尿病性腎症の初期の臨床所見としては尿中微量アルブミンの増加が認めれる．微量アルブミン出現の機序としては，第一に糸球体血管壁の陰性荷電の減少があげられる．高血糖状態では糸球体血管壁のヘパラン硫酸プロテオグリカン（HS-PG）などの陰性荷電物質（HS-PGは硫酸基を有しているため負の荷電をしている）の産生が減少し，アルブミンなどの血漿蛋白が血管壁を通過するのを妨げているcharge barrierの機能が障害されて尿中アルブミンの排泄が増加する．第二に糸球体基底膜（GBM）のsize barrierを形成するIV型コラーゲンを基本骨格とする網目構造の破綻も尿中アルブミン排泄に関与していることが推測される．第三に糸球体血管内圧の上昇によるアルブミンの濾過率の増加も考えられる．

病態の進行に伴って顕性蛋白尿，血圧の上昇が出現し，糸球体濾過率の低下が進み腎不全に至る．

3．糖尿病と動脈硬化

糖尿病患者では，動脈硬化が健常人よりも10年早く進行し，心筋梗塞の発症率も3～4倍高いといわれる．そして初回の心筋梗塞による死亡率が健常人の再

表 8　糖尿病における動脈硬化の危険因子

- 高血糖
- インスリン
- 成長ホルモン
- 肥満
- 高脂血症
- 高血圧
- 血小板機能異常

(成宮学：Series 糖尿病の治療と管理―薬剤選択のポイントと注意点 4. 糖尿病性合併症の予防①―大血管障害と危険因子. Therapeutic Research 20(2)：12(302), 1999 より引用)

発時のそれと同程度と高いことが報告されている．糖尿病における動脈硬化のリスクファクターとしては表8のごとく種々の因子が関与していると考えられる．したがって糖尿病患者の動脈硬化進行の予防には個々の症例でこれらの因子がどのように関与しているかを注意深く観察し，個別の対策を講じることが重要と考える．

(1) 高血糖

高血糖状態が持続するとブドウ糖は蛋白質と非酵素的に結合する．この反応はグリケーションと呼ばれる．このグリケーションの最終生産物のAGE (advanced glycation endproducts) が糖尿病性細小血管障害に関与していることは多くの報告によって明らかにされているが，AGEが血管内皮細胞のアテロームの形成を刺激することが明らかにされており，AGEが動脈硬化を促進する可能性も考えられる．高血糖はLDLの糖化を促し糖化LDLの産生を増加させる．糖化LDLはLDLレセプターへの親和性が低下し，血中に長く停滞する．この血中LDLの停滞は現在もっとも強力な動脈硬化促進因子の一つと考えられている酸化LDLの形成を促す．さらに糖化LDLはAGEを形成し，マクロファージに取り込まれたり血管マトリックスと結合したりして動脈硬化巣の形成を促す．

(2) 高中性脂肪血症

糖尿病患者の20～70％に高脂血症の合併が報告されており，もっともよく認められる脂質異常は高中性脂肪血症である．これには高コレステロール血症を

伴っている場合と伴っていない場合があり，高コレステロール血症のみが単独で認められることは少ない．Fredricksonの分類でみれば，その頻度は，タイプⅣ＞タイプⅡb＞タイプⅤ＞タイプⅡaの順となる．

　高脂血症の一つの柱は高コレステロール血症である．ところがもう一つの柱である高中性脂肪血症に関しては，肥満，糖尿病，高尿酸血症など，動脈硬化と関係の深い疾患の合併が認められているにもかかわらずはっきりとした治療根拠が示されていなかった．米国のフラミンガムでの疫学研究調査では，当初は，血中中性脂肪の上昇はコレステロールの変化に伴ったもので動脈硬化の独立した危険因子であるかどうかは疑わしいと否定的であった．しかし，その後蓄積されたデータの新たな解析によって，中性脂肪は少なくとも50歳以上の閉経後の女性の動脈硬化疾患に対しては，独立した危険因子であることが明らかになった．そして中性脂肪に対する関心は一挙に高まった．

指南 その5

血中HDLコレステロールが多いほど虚血性疾患は起こりにくく，逆にHDLコレステロールが少ないほど虚血性疾患になりやすいことはよく知られている．さらにこのHDLコレステロールと血中中性脂肪はシーソー関係にあることもわかってきた．すなわちHDLコレステロールは中性脂肪の影響下にあり，血中中性脂肪が上昇するとHDLコレステロールは減少し，血中中性脂肪が低下するとHDLコレステロールは増加する．

　血中中性脂肪値は，血液凝固系の第Ⅶ，第Ⅹ因子，線溶系のプラスミノーゲン活性化障害因子PAI-1と正の相関を示す．高中性脂肪血症は凝固因子の働きを高め，線溶系を抑制し血栓形成を促進する．この血栓形成傾向は動脈硬化を発生させる原因の一つとなる．血中コレステロールは通常は正常なLDLにより血管壁では血管内皮細胞あるいは平滑筋細胞まで運ばれLDLレセプターと結合して細胞内に取り込まれる．多量のコレステロールが細胞に送り込まれるとLDLレセプターの部位でネガティブフィードバックによりコレステロールの細胞内への取り込みが抑制される．一方，中性脂肪に富むLDLはマクロファージに取り込まれる．マクロファージにはネガティブフィードバックによる調節が認められないため，LDLがどんどん取り込まれコレステロールエステ

ルが細胞内に蓄積し，マクロファージは泡沫細胞化する．

（3）高インスリン血症とインスリン抵抗性

　高インスリン血症とインスリン抵抗性のどちらが動脈硬化により強く関与しているかは，諸説がありいまだ明らかにされていない．これまで，高インスリン血症が虚血性心疾患の予知因子であることが多くの成績によって明らかにされたが，その後，否定的な成績も相次いで発表されており意見の一致をみない[7]．インスリンが動脈硬化を直接促進するという成績が報告されており，インスリンの血管平滑筋細胞増殖作用，血管壁へのコレステロール蓄積促進作用，血管内皮細胞における線溶系の抑制作用などが明らかにされている．一方で，インスリンには血管拡張作用，抗血小板作用があり，インスリノーマの患者には動脈硬化の進展がみられなかったという否定的な成績も報告されている[8]．インスリン抵抗性が動脈硬化を促進するとする成績としては，IRAS (Insulin Resistance and Atherosclerosis Study) の報告がある[9]．この報告ではインスリン抵抗性と頸動脈肥厚度との関係が検討された．その結果，超音波検査による内頸動脈肥厚度とミニマムモデルによるインスリン感受性指数との間には負の相関が認められている．この関係は，高血圧，喫煙，LDLコレステロール，HDLコレステロール，耐糖能，肥満度，血漿インスリン値で補正しても同様の傾向がみられ，インスリン抵抗性が動脈硬化の独立した危険因子であることを示唆している．

4．食後高血糖と大血管障害

　動脈硬化の進行度のマーカーとして頸動脈の内膜中膜複合体肥厚度 (intimal plus medial complex thickness；IMT) が最近注目されているが，山崎らの報告では，IMTは健常者と比較してOGTT時の糖尿病型のみでなく，境界型でも有意に増加していることが明らかとなっている[10]．また，Loweらの報告でも，空腹時血糖値が140 mg/dl 以下で食後のみ高血糖を呈する"post-prandial diabetes"の患者でコレステロール，喫煙，高血圧などをコントロールしても，

健常者と比較して心筋梗塞の危険率が1.5倍高値を示すことが明らかにされている[11]．これらの成績は，大血管の動脈硬化が食後高血糖のみが認められる初期の段階ですでに始まっていることを意味し，糖尿病患者の動脈硬化の予防と進行の阻止のうえで，今後は空腹時血糖値のコントロールのみで満足することなく，食後高血糖をいかに改善させるかに注意を払うべきである．

文　献

1) Unger RH, et al：Hyperglycemia as an inducer as well as a consequence of impaired islet cell function and insulin resistance：implications for the management of diabetes. Diabetologia 28：119-121, 1985
2) Rosseti L, et al：Glucose toxicity. Diabetes Care 13：610-630, 1985
3) Unger RH：Lipotoxicity in the pahogenesis of obesity-dependent NIDDM. Diabetes 44：963-870, 1995
4) McGarry JD, Dobbbins RI：Fatty acids, lipotoxicity and insulin secretion. Diabetologia 42：128-138, 1999
5) Stevens MJ, et al：The aetiology of diabetic neuropathy：the combined roles of metabolic and vascular defects. Diabet Med 12：566-579, 1995
6) Cameron NE, Cotter MA：The relationship of vascular changes of metabolic factors in diabetes mellitus and their role in the development of peripheral nerve complications. Diabetes Metab Rev 10：189-224, 1994
7) Jarrett RJ：Why is insulin not a risk factor for coronary heart disease? Diabetologia 37：945-947, 1994
8) Leonetti F, et al：Absence of clinically overt atherosclerotic vascular disease and adverse changes in cardiovascular risk factors in 70 patients with insulinoma. J Endocrinol Invest 16：875-880, 1993
9) The IRAS Investigators：Insulin sensitivity and atherosclerosis. Circulation 93：1809-1817, 1996
10) Yamasaki Y, et al：Asymptomatic hyperglycaemia is associated with increased intimal plus medial thickness of the carotid artery. Diabetologia 38：585-591, 1995
11) Lowe LP, et al：Diabetes, asymptomatic hyperglycemia, and 22-year mortality in black and white men. Diabetes Care 20：163-169, 1997

IV 低血糖とシックデイ

A. 低血糖の病態生理

　通常状態では，脳はブドウ糖を唯一のエネルギー源としている．摂取されたブドウ糖の60％は肝臓に取り込まれ，グリコーゲンおよび中性脂肪として体内に蓄えられる．15％はインスリン依存性組織である筋肉・脂肪組織に摂取される．残りの25％の大部分は脳で消費される．肝臓，筋肉，脂肪組織などでは体内に多量に蓄えられた中性脂肪の分解によって生じる遊離脂肪酸をエネルギー源として利用することができるが，脳では使用することができない．したがって，血糖値を一定範囲内に保つことは，脳へのエネルギーの確保という意味で欠くことができない．絶食時や低血糖状態では，脳へのブドウ糖供給を確保するために筋肉や脂肪組織でのブドウ糖利用は低下し，かわりに遊離脂肪酸がエネルギー源として利用される．またブドウ糖の補給のために肝でのグリコーゲンの分解，糖新生が増加する．しかし，肝グリコーゲン容量には限りがあり，これのみでブドウ糖の補給を行えば数時間しかもたない．したがって，肝での糖新生が必要不可欠である．

　肝での糖新生の原料としては，筋肉組織などで産生されたピルビン酸塩，乳酸塩が40～60％，筋肉組織の蛋白質の分解によって生じたアラニンが20～40％，他のアミノ酸が20％，脂肪組織の中性脂肪の分解によって生じたグリセロールが5～10％を占めている．しかし，絶食状態が数日以上続くと肝での糖新生は次第に低下し，脂肪酸を原料として肝でのケトン体産生が次第に増加してくる．この状態では脳はブドウ糖のほかにケトン体もエネルギー源として利用するようになる．エネルギー源としてのケトン体利用の増加は，アミノ酸供給

のための蛋白質の分解を減少させ，体内に大量に存在する中性脂肪を利用するという意味で生体にとっては大変都合がよい．低血糖状態ではインスリン分泌は抑制され，アドレナリン，グルカゴン，成長ホルモン，グルココルチコイドの分泌が促進し，エネルギーの異化に傾く．

B．低血糖の定義

Whippleの3徴（低血糖症状の存在，血糖値の低下，血糖値の上昇による症状の消失）の存在がもっとも確実な低血糖の証明となる．低血糖の血糖レベルに関しては意見の分かれるところである．厳格な定義では 50 mg/dl がしばしば用いられるが，臨床の実際で低血糖の防止のためには，患者には 70 mg/dl 以下を低血糖とみなし炭水化物の摂取をするように指導されることが多い．低血糖の実際の現場では，簡易血糖測定機器がしばしば用いられ，低血糖レベルでの血糖測定機器の精度の問題が低血糖値の定義をますますあいまいにしている一因となっている．

C．低血糖の症状

低血糖の症状は，①反射的に分泌されるアドレナリン，交換神経の興奮による症状，②脳のブドウ糖欠乏による症状の二つに分けて考えることができる．低血糖により交換神経が興奮し，副腎髄質が刺激され，さらにアドレナリンが分泌されると，不安，発汗，振戦，頻脈などの症状が生じる．同時に脳のブドウ糖欠乏により，初めは神経の興奮状態，すなわち，精神的混乱，粗大振戦，見当識障害，そしてついにはけいれんを引き起こす．時にはその後，神経の抑制状態が続き，嗜眠，昏睡，ショック状態がもたらされ，そのまま放置すると死に至る．

軽度の低血糖では，アドレナリン，交換神経の興奮による症状が出現し，中等度の低血糖で脳のブドウ糖欠乏による症状がみられるようになる．この程度

までの症状出現時には，患者自身で対策を講じることができるが，重篤な低血糖により錯乱や昏睡状態では第三者による処置が必要となる．

D．無自覚低血糖

　インスリン使用糖尿病患者で，罹病歴の長いものや低血糖を反復しているものでは，しばしば無自覚低血糖がみられ，厳格な血糖管理の継続を困難にしている．無自覚低血糖の頻度は，23〜27％程度と報告されている．
　無自覚低血糖の作用機序は，いまだ確定されていない．低血糖は，まず，脳の視床下部腹内側（VMH）のニューロンで感知され，自律神経系が刺激され，抗インスリンホルモンが分泌されると考えられているが，低血糖に対するこのニューロンとシステム系の障害が無自覚低血糖を引き起こすと考えられる．
　無自覚低血糖の機序として，リセッティング仮説がある．この仮説では，低血糖の反復などにより，大脳の機能障害に対する血糖閾値が比較的固定されているのに対して，交換神経刺激症状の血糖閾値が低下してしまうために無自覚低血糖がもたらされると推測している．また低血糖時のコーチゾルの分泌が，再度の低血糖時のアドレナリン分泌の減少や交感神経刺激症状の減少をもたらすという報告もある．

E．インスリン使用糖尿病患者の低血糖の危険因子

1．糖尿病の病型

　強化インスリン療法による厳格な血糖管理において，1型糖尿病患者の方が2型糖尿病患者より重篤な低血糖発作に陥りやすい[1,2]．

2. 血糖コントロールの程度

1型糖尿病患者において，血糖正常化をめざした強化インスリン治療では，従来のインスリン治療と比較して，低血糖の頻度が3倍となる[3]．

3. インスリンの生化学的特徴

1型糖尿病，2型糖尿病患者において，超速攻型インスリン使用は，従来の速攻型インスリン使用より低血糖の頻度が低い[4〜7]．

F．重篤な低血糖と無自覚低血糖の危険因子

1．重篤な低血糖の危険因子

1型糖尿病患者において，重篤な低血糖の危険因子としては，①重篤な低血糖発作の既往，②長期的な糖尿病の罹病歴，③治療による急激な HbA_{1c} 低下，④basalインスリン投与量の増加，⑤無自覚低血糖の既往，⑥残存 β 細胞機能の低下などがあげられる．また，自律神経障害の存在は，中等度の低血糖の危険因子となる．

2．無自覚低血糖の危険因子

低血糖発作の既往は，無自覚低血糖のもっとも重要な危険因子である．頻回の低血糖発作は低血糖に対する，アドレナリンや pancreatic polypeptide などのインスリン拮抗ホルモンの反応障害を悪化させ，無自覚低血糖を引き起こす．

夜間低血糖発作は頻度が高く，しばしば無自覚で（夜間低血糖の49〜67％），1時間以上持続する（50〜60％）ため特に重要である．深い睡眠は，インスリン拮抗ホルモン（特にアドレナリン）の低血糖に対する反応性を低下させることが健康人のみならず糖尿病患者でも認められている．アルコールは振戦などの

症状を減少させると同時に，患者の症状の自覚も低下させる．また，アルコールは肝の糖新生を抑制するため低血糖を引き起こしやすい．β-ブロッカーに関しては，交感神経のコリン作動性神経線維を刺激し発汗などの症状を増加させるため，予想されるほど症状の抑制がみられていない．ただし，非選択性βブロッカーは，β_2作動性の肝の糖放出を抑制するため，β_1選択性のβブロッカーが望ましい．そのほか，無自覚低血糖の危険因子としては，自律神経障害の合併，患者が幼小児であるか高齢者であることなどがあげられる．

G. 重篤低血糖と無自覚低血糖の予防

まず，重篤低血糖と無自覚低血糖の危険因子についてよく熟知しておくことが大切である．そして必要に応じて，インスリンや経口血糖降下薬の投与量を調節したり，無自覚夜間低血糖に対しては，定期的に就眠前や夜間の血糖チェックを行ったりする．また，従来の速攻型インスリンより超速攻型インスリンへの切り替えは，夜間の低血糖の頻度を低下させる．HbA_{1c} 6.0%以下では特に無自覚低血糖を引き起こしやすいため，低血糖を頻繁に引き起こす場合には，HbA_{1c}を6.0〜7.0%に維持するのがよいという考えもある．

無自覚性低血糖とインスリン拮抗ホルモンの反応障害は，低血糖の予防により可逆的である可能性が，インスリノーマの切除による回復により示唆されている．また膵移植によりグルカゴン反応や肝の糖新生反応が正常化することも報告されている．実際2日〜3年の厳格な低血糖の予防が重篤な低血糖の自覚とインスリン拮抗ホルモンの反応性を改善させることが知られている．また，血糖自覚訓練（BGAT）指導が有用である[8]．

軽度から中等度の無自覚低血糖発作の予防には，コーヒー2〜3杯程度の量のカフェイン投与が有効であることも明らかになっている[9]．12名の1型糖尿病患者を対象として，人工膵臓を用いて低血糖状態を作り，250 mg（コーヒー2〜3杯量に相当）のカフェインの低血糖に対する効果を調べた成績では，カフェインは血糖値を68 mg/dlまで低下させると，血中アドレナリン分泌は2倍まで上昇し，さらに血糖値を50 mg/dlまで低下させると，カフェイン摂取は9名の

患者で顕著な低血糖症状をもたらし，対照群と比較してカフェイン摂取群ではより強い低血糖に伴う自律神経症状を示し，アドレナリン，コーチゾル，成長ホルモンの上昇が認められている．

H. 低血糖の管理と予後

　低血糖状態が疑われたら，まず可能な限り血糖値を測定し，低血糖を確認し，腸管から速く吸収され血中に入るブドウ糖や砂糖のような速効性の糖質の投与を行う．低血糖の治療にはチョコレートやキャンディーは不適である．チョコレートやキャンディーに含まれる脂肪分は糖質の吸収を遅らせる．通常は糖質20 g前後（角砂糖4個程度）を経口摂取させる．これにより血糖値は，70 mg/dl前後上昇する．もし意識障害がある場合には，経静脈的に10～25 gのブドウ糖を1～3分間で静脈注射する．低血糖の応急処置を行い，15分後に再度，血糖測定を行う．まだ低血糖状態にある場合には，再度20 g前後の糖質の投与を行う．次の食事や間食が30分以上先の場合には，2単位前後の追加の間食をさせる．また意識障害を伴う場合には，必要に応じてグルカゴンの皮下ないし筋肉注射を行う．低血糖になりやすい場合には，信頼できる家族や職場の人間にグルカゴンの注射のしかたの訓練を受けさせる．グルカゴンは低血糖時の救急処置として，わが国では健康保険で認められており，医師の処方により患者に提供できる．低血糖の際，通常，1 mg（1国際単位，1バイアル）を1 mlの注射液に溶かして，筋肉内（または静脈内）に注射する．投与15分後には，血糖値は150 mg/dl前後上昇し，1時間後に血糖値のピークがもたらされる．迅速なブドウ糖や砂糖の投与により症状は速やかに回復に向かうことが多いが，放置すると脳の不可逆的な障害により植物人間となることもある．以上の処置とともに原因を検索し，原因に応じた対策を立て，低血糖発作の再発を防止しなければならない．低血糖に対する応急処置が済んだら，主治医に報告させるように努めさせる．また，外出時には必ずブドウ糖や砂糖を携帯させ，加えて患者カードを携行させ，予期せぬアクシデントに対しても備えさせておく．

I. シックデイ対策

　シックデイとは,急性感染症や胃腸障害などにより,急激な代謝障害をきたし血糖コントロールを乱した状態のことである.体はストレスにさらされるため,副腎髄質,皮質ホルモンが分泌され,交換神経系が活性化され,血糖値の上昇傾向をもたらし,糖尿病のコントロール状態を悪化させる.そして,時には高血糖がさらに悪化し,1型糖尿病患者では,ケトアシドーシス昏睡,2型糖尿病の高齢者では,高血糖高浸透圧症候群がもたらされることもある.対策は,血糖の正常化と脱水症状の改善である.風邪,インフルエンザ,急性胃腸炎などに罹患し,食事が十分に摂取できない場合に,低血糖を恐れてインスリン注射を中断したり,経口血糖降下薬の服用を中止したりして,著しい高血糖を招くことも少なくない.このような状態では脱水も伴うので,食事が摂れない場合には,糖質を主体とした消化のよいものを摂らせるようにさせ,同時に水分,ミネラルの補給に努める.スポーツドリンクは,点滴と同じような成分,浸透圧のため,下痢をしていても消化管で速やかに吸収されるので,このような飲み物を上手に利用させるようにする.

　経口血糖降下薬を服用していたり,インスリン注射をしていたりする場合には,血糖,尿糖,尿中ケトン体の測定を頻回に行い投与量を調節する必要があるので,早めに主治医に連絡させるようにする.

文　献

1) UKPDS Group : Intensive blood-glucose control with sulphonylureas or insulin compared with conventional treatment and risk of complications in patients with type 2 diabetes (UKPDS 33). Lancet 352 : 837-853, 1998
2) DCCT Research Group : Hypoglycemia in the Diabetes Control and Complications Trial. Diabetes 46 : 271-286, 1997
3) Egger M, Davey Smith G, Settler C, Diem P : Risk of adverse effects of intensifled treatment in insulin-dependent diabetes mellitus : a meta-analysis. Diabet Med 14 : 919-928, 1997
4) Brunelle RL, Llewelyn J, Anderon JH, et al : Meta-analysis of the effect of

insulin lispro on severe hypoglycemia in patients with type 1 diabetes. Diabetes Care 21：1726-1731, 1998
5) Anderson JH, Brunelle RL, Koivisto VA, et al：Reduction of postprandial hyperglycemia and frequency of hypoglycemia in IDDM patients on insulin-analog treatment. Diabetes 46：265-270, 1997
6) Home PD, Lindholm A, Hylleberg B, Round P：Improved glycemic control with insulin aspart. Diabetes Care 21：1904-1909, 1998
7) Anderson JH, Brunelle RL, Keohane P, et al：Mealtime treatment with insulin analog improves postprandial hyperglycemia and hypoglycemia in patients with non-insulin-dependent diabetes mellitus. Arch Intern Med 157：1249-1255, 1997
8) Cox DGF, Polonsky W, et al：A multicente evaluation of blood glucose awareness training. Diabetes Care 18：523-528, 1995
9) Debrah K, Sherwin RS, Murphy J, Kerr D：Effect of caffeine on recognition of and physiological responses tohypoglycaemia in insulin-dependent diabetes. Lancet 347：19-24, 1996

V 肥満

A．肥満症

　前からみても横からみても少しも太っていないのに，本人は肥満症であると思い込みダイエットと格闘している女性をよく見かける．やせ願望の強い女性のダイエットの必要性と医師のそれとの間には大きなギャップがあるように感じる．そこでまず医学的立場からみたダイエットの適応対象について考えてみる．

　ダイエットの必要な対象は体内に過剰に脂肪が蓄積している状態ということができる．通常は体重増加と脂肪の増加との間には比例関係があるので，体重測定をして肥満度の判定をしているわけである．肥満度は体重 $kg/(身長 m)^2$ で算出する．平成 11 年に日本肥満学会によって発表された肥満の新基準では，これまでの BMI 26.4 以上から，WHO 分類の BMI 25 以上の過体重を肥満 1，5 きざみで，BMI 30〜35 未満を肥満 2，BMI 35〜40 未満を肥満 3 とし，BMI 40 以上を肥満 4 としている．

　しかし同じ体重が増加していても，運動を続けて骨格筋が増加していたり，体内に水分が貯留して体がむくんでいたりする場合もあり得る．しかしこれらは肥満ではない．そこで最近，体重に対する体脂肪の割合を意味する体脂肪率をインピーダンス法により安易に測定できる体脂肪計が普及してきた．体脂肪率は青壮年で 15〜18％，女性で 20〜25％が正常と判定され，男性では 25％以上，女性では 30％以上は肥満と判定され，ダイエットの対象となる．

　さらに同じ体脂肪の増加が認められていても，内臓脂肪と皮下脂肪のどちらが増加しているかで意味合いが異なることが明らかにされてきた．すなわち内

臓脂肪の蓄積の方が皮下脂肪の蓄積よりも糖尿病，高血圧，心筋梗塞，高脂血症と関係が深く，治療の対象となる．例えば正常体重でも，内臓脂肪/皮下脂肪比が高いものではこれらの生活習慣病の危険が大きいことが報告されており，内臓脂肪に重きを置いた肥満の診断が大切になってきた．皮下脂肪でも臀部や大腿部のそれが極端に多いと下肢の関節障害の原因となるので，治療の対象になるが，それ以外では，内臓脂肪の増加がダイエットの対象となる．欧米では腹部に脂肪がつきやすい上半身肥満（りんご型）では内臓脂肪が多く，臀部や大腿部に脂肪がつきやすい下半身肥満（洋梨型）では皮下脂肪が多いため，ウエスト/ヒップ比を調べ，内臓脂肪の量を推定する方法がよく用いられている．しかし上半身の脂肪の分布は人種や民族によりかなり異なり，日本人では，肥満時に躯幹から臀部にかけてなだらかに皮下脂肪が蓄積するので，両者の相関がはっきりしないようである．

　以上述べたごとく，ダイエットの対象は体重，肥満度，脂肪の分布などを総合的に判断して決定しなければならない．

VI 高脂血症

A. コレステロール

1. 血中コレステロール値は低ければ低いほどよいのか

　コレステロールという言葉から，多くの人がすぐに頭に浮かぶのは，動脈硬化である．コレステロールというと体に悪いものというイメージが強い．もし，本当にコレステロールが体にとって悪いものであれば，血中コレステロール値は低ければ低いほどよいはずである．

　ところが，米国で10数年という長期間にわたり，35歳から57歳の男性，35万人を対象にして行われた大規模疫学調査の結果では，血中コレステロール値の上昇に伴い，虚血性心疾患の発生頻度が増加するが，一方，血中コレステロール値の低下に伴い脳出血の頻度が増加することが明らかにされており，血中コレステロールは，必ずしも低ければ低いほどよいというわけではないようである．現在の日本人にとって好ましい血中コレステロール値は，180〜200 mg/dl前後であると考えられる．

2. コレステロールの役割

　血中コレステロール値が低くすぎても疾病頻度が増加するということは，これまで悪いイメージが強かったコレステロールが，実際には身体にとって不可欠な成分であり，種々の役割を担っていることの証である．

指南 その6

> コレステロールの役割としては，細胞膜の構成成分であることがあげられる．細胞膜は，建物でいえば支柱のようなものであるから，コレステロールはこの支柱の重要な構成成分であるというわけである．さらに体内でコレステロールがもっとも多く含まれているのは，脳神経組織である．コレステロールにはこの神経系の情報網を保護する役目も担っている．
>
> さらに，コレステロールはステロイドホルモンの原料にもなっている．ストレス状況下では，副腎皮質からコーチゾルが分泌される．また血圧調節のためにアルドステロンが分泌され，腎のナトリウムと水の再吸収の調節が行われている．また男性ホルモン，女性ホルモンなどの性ホルモンもコレステロールから作られる．加えて，腸管における脂質成分の消化分解が円滑に行われるために必要な胆汁酸もコレステロールから合成されている．

以上のごとくコレステロールは身体を維持していくのに不可欠な成分であり，摂り過ぎにならない適量の摂取が必要であるということである．

3．閉経後の女性に増加する高コレステロール血症

血中コレステロール値は，年代によって性差がみられる．20代から40代の前半までは，男性が女性より血中コレステロール値は少し高めである．この時期には，コレステロールが女性ホルモンの合成に多量に使用されるため女性では男性と比較して低値を示している．しかし更年期を迎える時期には，女性ホルモンの産生が低下し血中コレステロール値の性差が減少してくる．そして更年期以降は，女性が男性より血中コレステロール値は高値を示すようになる．男性では女性ホルモン合成のためコレステロールが多量に消費されることがないため，虚血性心疾患の頻度は男性が女性より高率である．逆にいうと，女性では虚血性心疾患の危険を見逃しがちの傾向があるので注意したい．虚血性心疾患の頻度は，男性では加齢とともに徐々に増加してくるのに対して，女性では40代の後半から急激に増加してくることを忘れてはならない．しかも心筋梗塞に罹患した際の生存率が，女性では男性より低いことを考え合わせると，閉経後の女性は，かなり重篤な心疾患に罹患する可能性があるということである．

4．中性脂肪も動脈硬化の危険因子である

　高脂血症の一つの柱は，高コレステロール血症である．もう一つの柱である高トリグリセリド血症に関しては，肥満，糖尿病，高尿酸血症など，動脈硬化と関係が深い疾患との高頻度の合併が認められているにもかかわらず，はっきりとした治療根拠が示されていなかった．

　米国のフラミンガムでの疫学研究では，当初は血中トリグリセリドの上昇はコレステロールの変化に伴ったもので，動脈硬化の独立した危険因子であるかどうかは疑わしいという否定的な見解であった．しかしその後蓄積されたデータの新たな解析によって，トリグリセリドは少なくとも50歳以上の閉経後女性の動脈硬化疾患の独立した危険因子であることが明らかとなり，トリグリセリドに対する関心が一挙に高まった．

　血中HDLコレステロールが多いほど虚血性心疾患が起こりにくく，逆に血中HDLコレステロールが少ないほど虚血性心疾患が起こりやすいことはよく知られている．さらに，このHDLコレステロールと血中トリグリセリドとはシーソー関係にあることがわかっている．血中トリグリセリドが上昇すると血中HDLコレステロールは低下し，逆に血中トリグリセリドが低下すると，血中HDLコレステロールは上昇する．血中VLDLが高いと，CETP（コレステロールエステル逆転送系）を介して，HDLよりLDLへのコレステロールエステルの転送が亢進し，HDLはかわりにトリグリセリドを受け取るため，HDLはコレステロール含量が少なく，トリグリセリド含量が多い粒子が増加する．その結果，血中HDLコレステロールの低下がもたらされる．またLPL活性が低下するとVLDLの分解が減少し，VLDLからのHDLの産生が減少する．その結果，血中トリグリセリドの上昇と血中HDLの低下を招く．

　血中トリグリセリドと第Ⅶ，X因子との間には正の相関が認められる．この機序としては，VLDL産生亢進時には第Ⅶ因子合成が高まることや，カイロミクロンやVLDLの分解が低下すると，これらの粒子と結合する第Ⅶ，X因子が血中にとどまり高値を示す．その結果，血中トリグリセリドの上昇は血栓形成傾向を招く．

　生体内で血栓形成が生じると，これを溶解し，除去するために線溶系が亢進

するわけであるが，血清トリグリセリドの上昇は，プラスミノーゲン活性化抑制因子のPAL-1の活性を高め，線溶系を抑制するため，血栓形成がさらに助長される．

5．リポ蛋白の種類，働き，代謝

脂質は，血中ではリポ蛋白という形で存在する．リポ蛋白の種類，働き，代謝についても簡単に説明を加えておくことにする（図19）[1]．

(1) カイロミクロン

カイロミクロンは小腸でつくられるリポ蛋白で，その95%がトリグリセリド

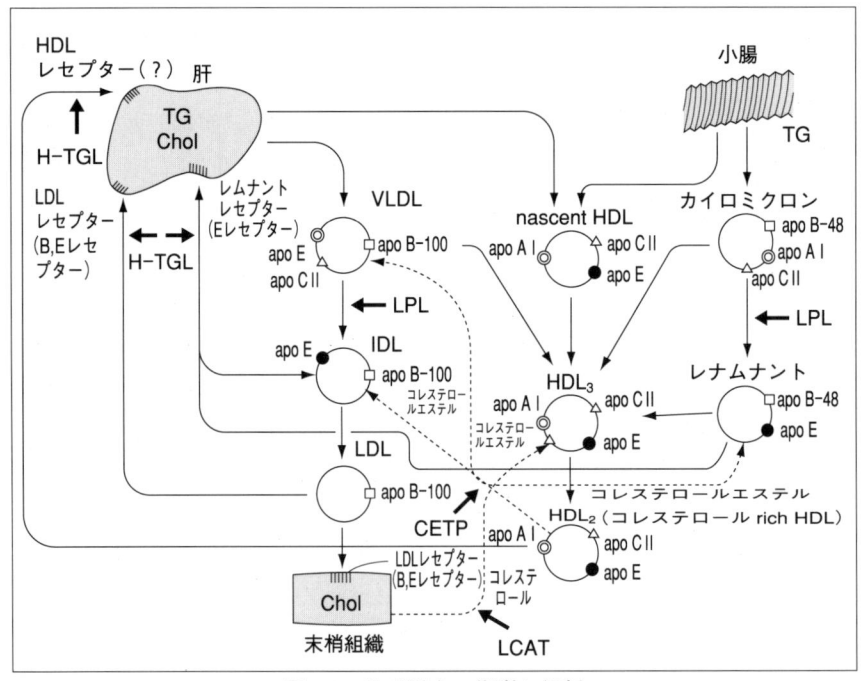

図19 リポ蛋白の代謝と役割

であり,蛋白質は数％しか含まれていない.カイロミクロンに含まれているリポ蛋白にはアポ B-48 という構造蛋白のほかに,アポ C I ,C II ,C III ,アポ A I ,A II などがある.

　血中カイロミクロンは LPL(リポ蛋白リパーゼ)のはたらきにより,トリグリセリドが分解されレムナントになる.この時,コレステロールエステルに富む HDL_2 より,血中 CETP の触媒作用によりコレステロールエステルがレムナントに転送される.さらにこのカイロミクロンの異化の過程で HDL_3 が新たに合成される.レムナントは,アポ B-48 という構造蛋白のほかに,アポ E というレセプターの標的蛋白を含む.

　トリグリセリドの分解の過程で生じた脂肪酸は末梢組織に取り込まれて β 酸化により ATP 産生によりエネルギー源となるか,再びエステル化してトリグリセリドとして蓄えられる.レムナントは肝に運ばれ,アポ E のみと結合するレムナントレセプター(E レセプター)によって肝細胞に取り込まれ処理される.この際,肝細胞由来のトリグリセライドリパーゼ(H-TGL)が関与するという.

(2) VLDL, IDL, LDL

　肝に取り込まれた脂肪酸よりトリグリセリドがつくられる.この内因性トリグリセリドを末梢組織に運ぶリポ蛋白が VLDL である.VLDL の 75％が脂質であるが,カイロミクロンと比べると,蛋白質とリン脂質の含有量が多い.VLDL には,アポ B-100,アポ C I ,C II ,C III ,アポ E などのアポ蛋白が含まれている.血中 VLDL は LPL によりトリグリセリドが分解され,IDL となる.VLDL に含まれるアポ C II は,この LPL の活性化に重要な役割を演じる.

　IDL はアポ E を含み,肝のレムナントレセプターと結合し,肝で処理されるか,LDL となり,肝および末梢組織の LDL(アポ B,アポ E)レセプターと結合する.LDL レセプターの標的蛋白はアポ B-100 である.LDL レセプターを介して取り込まれたコレステロールは細胞の増殖,保全に利用される.

　LDL レセプターを介して細胞内へコレステロールが取り込まれると,余分なコレステロールは ACAT(アシル CoA コレステロール・アシル転移酵素)の働

きにより，再びコレステロールエステルに変わり細胞内に蓄えられる．また HMG-CoA（ヒドロキシメチルグリタリル CoA）還元酵素というコレステロール合成の律速酵素の段階でコレステロールの合成と細胞表面への再供給が減少されるというネガディブ・フィードバック機構が働き，過剰なコレステロールの取り込みが調節される．この調節の過程は LDL パスウェイと呼ばれる．

一方，血中の酸化 LDL などの変成 LDL はスカベンジャーレセプターを持つマクロファージに取り込まれる．この過程は，スカベンジャーパスウェイ（scavenger pathway）と呼ばれる．スカベンジャーレセプターは，コレステロールの過剰な取り込みを防ぐネガディブ・フィードバック機構を有していないため，ほとんど無制限に変成 LDL を取り込んでしまう．マクロファージはコレステロールエステルに富む泡沫細胞となりアテローム硬化巣を形成する．

(3) Small dense LDL

血中トリグリセリドの増加と小型高比重の small dense LDL の増加との間には正の相関が認められる．増加した VLDL 中のトリグリセリドと LDL 中のコレステロールエステルとは CETP の働きにより交換される．さらに増加した LDL 中のトリグリセリドは HTGL により分解されるため，その結果，LDL 中のコレステロールエステルとトリグリセリドが減少し，small dense LDL が形成される．Small dense LDL は多価不飽和脂肪酸の含量が多く，また粒子表面の脂肪層の遊離コレステロール含量が少なく易酸化性で酸化 LDL になりやすい．さらに LDL レセプターとの親和性が低いためマクロファージに取り込まれやすくアテローム動脈硬化巣を形成しやすい．そのため独立した動脈硬化の危険因子と考えられている．

(4) HDL

HDL は肝および腸管で主につくられるが，一部，カイロミクロンや VLDL の代謝の過程でも合成される．HDL には HDL の構造を形成するのに不可欠なアポ AI のほかにアポ AII，アポ CI，アポ CII，アポ CIII，アポ E を含む，

アポAⅠはHDLの構造蛋白として働くばかりではなく，遊離コレステロールをコレステロールエステルに変えるLCAT（レシチン・コレステロール・アシルトランスフェラーゼ）を活性化する働きを有する．

HDLはLCATの働きにより末梢組織やマクロファージから余分なコレステロールを肝に逆転送する役割を演じる．この逆転送のメカニズムとしてはCETPを介する系とHDLが肝で処理される系が考えられる．

(5) LPa

近年，注目されるようになってきたLPa（'エルピースモールエー'ないし'エルピーリトルエー'と呼ばれる）は，1963年にノルウェーのBergによって発見された物質で，その後の研究で動脈硬化の独立した危険因子として注目されるようになってきた．LPaに特有なアポ蛋白であるapo (a)は，肝で合成されるプラスミノーゲンと構造的相同性を有することから，血液凝固系との関係に関心が向けられている．そしてプラスミノーゲンと競合的に作用し，線溶系を妨害し動脈硬化を進行させることが明らかとなった．またLPaは動脈壁への脂肪の沈着を促進する作用も有するという．

(6) 耳たぶのシワでわかる動脈硬化

実際に動脈硬化を合併していても，実はかなり進行して心筋梗塞や脳血栓などの疾病が出現してこないと，患者は自覚症状が乏しく，動脈硬化の合併に気づかないことが多く，人間ドックや健康診断で心電図や眼底検査の異常で初めてその存在を知ることが少なくない．体の外見からその危険を知る方法があれば有用である．

米国のフランクは，耳介のシワの変化と動脈硬化との関係について報告している．耳介にシワがあるものでは動脈硬化との関係が深く，虚血性心疾患の頻度が高率であることを明らかにしている．その後の研究で，耳介にシワのあるものの虚血性心疾患の出現頻度は，男女差があり，男性で29％，女性で8％という成績が得られている．また年齢別にみると，圧倒的に高齢者に多く認めら

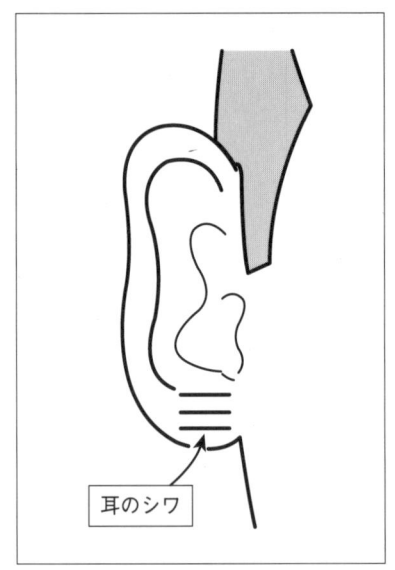

図 20　耳たぶのシワは動脈硬化のパラメーター

　れることもわかっている．さらに，耳介にシワがあるものでは，ないものに比べて，心電図の異常や高血圧の合併の頻度が2倍近く認められ，HDL-コレステロールが低く，動脈硬化の進行と関係があるとされるリポ蛋白のアポBが増加していることも報告されている．

　耳介のシワ部分の組織を顕微鏡で観察してみると，皮膚の弾力線維が破壊されており，皮膚の全体的な萎縮像が認められている．その機序としては，動脈硬化との関係が考えられている．動脈硬化の進行に伴い耳介の毛細血管の血液量が減少して，その結果，弾性線維の破壊や，皮膚の萎縮が生じ耳のシワが形成されるのではないかと推定される（図20）．

指南 その7
すなわち動脈硬化が進みやすい状況が強くなればなるほど，耳介のシワができやすいということのようである．動脈硬化を合併しやすい疾患に糖尿病があるが，糖尿病患者では，耳介のシワの出現頻度が30.4％と健常者の8.3％と比較して明らかに高率に認められることが報告されている．

6. 脂質コントロール目標

　血清脂質のコントロール目標は，通常は，総コレステロール 220 mg/dl 未満，中性脂肪 150 mg/dl 未満，HLD コレステロール 40 mg/dl 以上，LDL コレステロール 150 mg/dl 未満である．糖尿病患者では，動脈硬化のリスクが高いため，通常よりは厳しく，総コレステロール 200 mg/dl 未満，中性脂肪 120 mg/dl 未満，HLD コレステロール 40 mg/dl 以上，LDL コレステロール 120 mg/dl 未満としている．

文　献
1) 成宮　学：糖尿病と脂質．臨床栄養 79：285-289, 1991

第2部

生活習慣病と食事・運動療法

VII 食事療法

A. 食事療法はなぜ難しいのか

「食べることに興味があるか,運動が好きか」という問いを糖尿病の患者に投げかけてみると,**表9**のごとく,食べることに関心が深く,運動が苦手という者が少なくない.考えてみると,糖尿病,肥満,高脂血症の食事・運動療法とは,一番苦手な食事制限と積極的な運動をこのような患者に強いるわけで,それが治療の継続をかなり困難にしている原因の一つといえる.

また,多くの疾患では病気になるということは,健康な'日常'から病気に罹患した'非日常'に移ることを意味する.治療により疾患が治癒すれば,再び健康な'日常'に戻ることができるわけである.そしてこの病気に罹患した'非日常'は,ある一定の期間であり,この期間だけ我慢して治療を受ければよい.一方,これらの疾患では,日常生活のわずかなひずみが長い年月の間に積み重なって,病態が悪化する.

指南 その8　糖尿病,肥満,高脂血症になるということは,'日常'のなかに留まったまま治療を行わなければならないわけで,食事・運動治療の期間は無期限であり,ある一定期間だけ我慢して頑張れば,後は好きなものが食べられ,嫌いな運動はしなくてもよいというわけにはいかない.

このような治療面における特徴を考えてみると,サイエンスに基づいた治療面からのみ食事・運動をとらえるのでなく,食事を味わったり,身体を動かす喜びを感じたりするような,食事・運動の他の機能的側面にも目をむける必要がある.

表 9 糖尿病外来通院患者 326 名へのアンケート調査

食べることへの関心	ある		ない
	87（%）		13（%）
体を動かすこと	好き	どちらでもない	嫌い
	17（%）	41（%）	42（%）

B．上手な食べ方のコツ

　現在，わが国における BMI 25 以上の肥満者（年齢 15 歳以上）は，男性 1300 万人，女性 1000 万人と推定される．平成 12 年国民栄養調査の結果ではエネルギーの栄養素別摂取構成比で脂質は 26.5% で，特に 10 歳代，20 歳代の若い世代の脂肪摂取量の伸びが著しく，飽食がその原因の大きな部分を占めていることは疑いもない．野生動物には肥満がない．なぜ人間には肥満があるのだろうか．食欲は，脳の視床下部にある食欲中枢によって調節されている．野生動物では，体にエネルギーが不足すると，お腹が空き，エネルギーが十分になると満腹と感じるように食欲中枢が命令を出す．そのためエネルギーが過剰に体にたまらず肥満が生じないわけである．人間でも食欲中枢によるコントロールが働くが，大脳が著しく発達したために，感情や気分によって大脳が食欲中枢に余計な介入を行い，エネルギーが不足していなくても食行動に駆り立てられてしまうわけである．また食行動が本来の目的のエネルギー確保以外の目的で行われることがあるわけである．例えば，若い女性に多い神経症のひとつに週末過食症があるが，この週末過食症は，ストレス発散の手段として食行動に走るものでストレス性の肥満の一種である．またストレスが多いときは，糖質の多い甘いものを欲する傾向がある．このようなものを Carbohydrate craver と呼んでいる．糖質が多いものを摂ると脳の視床下部でセロトニンが分泌されるが，このセロトニンはストレスをやわらげる働きがあることが明らかになっており，ストレス緩和の代償行為とみることもできよう．アルコールも同様な面をもっている．ストレス環境下にいる人間が甘いものを好み，飲酒をし，その結果，肥満が生じてしまうのは，一種の宿命なのかもしれない．したがって肥満の予防と治療には，この著しく発達した大脳の介入をいかにコントロールする

表 10　上手な食べ方のコツ5ヵ条

1. 考える食事から味わう食事へ
2. 本物を味わおう——量より質の食事療法
3. ごはんをしっかり食べよう——主食，主菜，副菜をバランスよく
4. よく噛むことの重要性を忘れずに
5. 食事と運動は仲の良い夫婦——'やせた豚よりしなやかなカモシカに'

かが重要になるわけである．

　次に，われわれはどういう食生活を送ったらよいのかを考えてみる．それでは，**表10**に示した上手な食べ方のコツ5カ条にそって順に解説を加えていくことにする．第1は，'考える食事から味わう食事へ'ということである．最近本を読んでいたら，'知的なものには記憶があるが，情的なものには記憶がない'という大変興味深い言葉に出会った．新聞記事は1回読めば，再読する気はしない．一方，年末のベートーベン第九の演奏は毎年聴いても飽きない．新聞は情報入手が目的で読み，一方，第九の演奏会には，演奏家の演奏に感動するために行くわけである．すなわち新聞記事は知的なものとして左脳が，第九の演奏は情的なものとして右脳が関与しているため，前者には記憶があり，飽きがくるが，後者は記憶がなく飽きがこないわけである．

　著者の恩師，阿部正和先生（前・東京慈恵会医科大学学長）がよく言っていた言葉に，'医はサイエンスによって支えられたアートである'という言葉があるが，このサイエンスが，医学のみならず，わが国の高度経済成長をもたらしたことは間違いない．このサイエンスとは，システム的思考と言い換えることができる．例えば東海道新幹線は，東京・大阪間の旅行時間の短縮という要素のみの追求の結果生じた．このように他の要素を犠牲にして，一つの要素を最大限に生かすような思考法がシステム的思考法である．一方，江戸っ子のお伊勢参りは，江戸から伊勢神宮への旅の経験が参拝者の精神的な糧となるわけで，新幹線の利用ではご利益はあまり望めない．

　ここで肥満症の食事療法に目を向けてみよう．この日常生活指導も例外でなく，効率よく体重を減らすことに焦点をあて，システム的思考で，サイエンスとしての栄養学を駆使している．すなわちこの目標達成のため，なにを摂取すべきかを指導している．

> **指南 その9**
> そこで味を犠牲にして減塩醤油，低カロリー甘味料，体によいマーガリンなどが用いられている．しかし美味しくないためその継続は容易ではない．やはりダイエットを飽きさせず継続させるためには，もっと右脳を使わせ，食事を味わうという面をもう一度考えなおす必要があると思う．

　第2は，'本物を味わおう'ということである．現代人は甘いもの，脂っこいものなど口あたりのよいわかりやすい味を好む傾向があるようである．ダイエット食品でもカロリー控えめのハンバーグ，カレーライス，ラーメン，ビスケットなど甘い味，脂っこい味から卒業できないでいる．また1人1日あたりの食塩摂取量は昭和62年から再び増加傾向にあり，平成11年には12.6gに達している．この増加の原因として，インスタント食品，レトルト食品，冷凍食品，ファーストフード食品などからの無自覚な塩分摂取が考えられる．味覚には甘味，塩味，苦味，酸味，うま味があるが，苦味や酸味を他の味に少量うまく組み合わせると料理の味が引き立つ．新生児は母乳中の乳糖の甘味と脂肪分の口あたりのよさから母乳をおいしいと感じて飲むことから，甘いもの，脂っこいものを好むのは味覚の発達が遅れているとも考えられる．甘いもの，脂っこいものの制限を指示しても，それを受け入れる味覚が未発達では不十分であり，味覚を鍛え食物の微妙な味わいを楽しむ下地の作成が必要である．

　食べ物はその土地の風土に調和する形で長い年月を経て定着し，その意味では日本人には日本食がもっとも体に適合しているといえる．日本食の粋をきわめたのが懐石料理であり，懐石料理では個々の品目は少量しか出ない，これは量より質を味わう姿勢そのものである．懐石料理は茶会の料理として発達したもので，茶道の'一期一会'の精神が生きている．懐石料理の微妙な味わいをもっと日常の食事に生かす工夫が必要なのではないかと考える．

　第3は'ごはんをしっかりたべよう'ということである．最近の小学生は学校の給食の時，単品ずつ食べるそうである．これは食べ方が日本食型から，洋食型になっていることを意味している．すなわち主食，副食がないわけである．20代の看護婦に聞いてみると，小学生のとき，給食を食べるのに，三角形や四角形を描くように食べなさいと言われたそうである．ファーストフードの普及が日本人の食形態に大きな影響を与えているようである．

当科の糖尿病入院患者に病院食（p 124，125）について感想を聞いてみると，ほとんどのものが，"おかずが少なく，ご飯が多い"と言う．最近当院のあるレジデントに病院食の検食を依頼した．彼はかなりの大食漢で，食堂で昼はチャーハンに焼肉ライスといつも2品きれいに平らげていた．そこで検食だけではとても足りないかなと思って聞いてみると，検食だけで満腹になるという答えが返ってきた．

> **指南その10**
> これは脂肪の多い食事のほうが脳の食欲中枢を刺激して食欲を増加させるからである．また外来の糖尿病患者に食べ過ぎを注意すると，多くのものがご飯を減らしてしまう．そしてその反動として，おかずをさらに多く摂り，間食に走るという逆効果がみられるものが決して少なくない．その結果，肥満が助長され，血糖コントロールが悪化している場合が多いようである．食事を摂るときは，ご飯などの主食，肉・魚などの主菜，野菜などの副菜をバランスよく摂ることを心掛けたい．そのためにはもっと日本食を積極的に取り入れる必要があろう．

　第4に'よく噛むことの重要性'について考えてみる．食事の際よく噛むと舌や歯の感覚センサーからの刺激が三叉神経中脳路核に伝わり，さらに視床下部に至るルートを介してヒスタミン神経系が活性化される．活性化されたヒスタミンは脳の視床下部の食欲中枢に作用して食欲を抑制し，さらに交感神経系を刺激して褐色脂肪細胞のエネルギー消費を増大させる．これらを支持する成績として以下の報告がある．18名の医学生に食事前に10分間デンタルガムを噛ませた場合と噛ませなかった場合とで，ソーメンを満腹になるまで噛まずに飲み込ませると，その摂取量は前者が後者より少なかったという[1]．また20〜30歳代の8名の男性に755 kcalの食事を，チューブを用いて投与した場合と，よく噛んで食べさせた場合とでDIT（diet-induced thermogenesis；食事誘発性熱産生）を比較すると，前者は後者の1/4にすぎなかったという結果が得られている[2]．

　第5に，運動を併用することが食事療法の効果を十分に発揮させるのに不可欠である．運動については，治療の後半で詳しく説明する．

**指　南
その11**

　これらの成績から考えても，口あたりのよい軟らかいものを食べたり，早食いをしたりすると，食事量が増え，また同じ食事量を食べても熱として使われる部分が減少し，体に脂肪としてたまる部分が増え肥満しやすいことが理解できる．ファーストフード食と日本食とで，噛む回数と食事時間を比較すると，前者は後者のいずれも半分であったことが報告されている．どんなものを食べるかにも気を配る必要があるようである．

C．肥満の食事療法

　2型糖尿病患者でも先行する肥満を伴っていることが多い．ここではまずダイエットの方法と実際について解説することから始めよう．

1．ダイエットの方法

　ダイエットの方法としては，大きく分けると，短距離型とマラソン型がある．前者は短期間の急激な体重減少を目指すもので，VLCDなどの低エネルギー食を用いたものなどがそれにあたる．後者は日常の食生活の健康食からのズレを改善させ，健康食を継続させることを目指したものである．そして後者の補助的手段として特定保健用食品が位置づけられる．輸液療法の分野では維持補液と補正補液という考え方がある．維持補液とは体内の水・電解質バランスを維持するのに体にもっとも負担のない少ない補液で，多くの場合この補液を行うだけで体内の体液バランスの乱れが改善する．一方，補正補液とは腎不全などにより体内の水・電解質バランスの乱れによる障害が強い場合にその乱れを短期間に積極的に補正する補液である．高度肥満や肥満による合併症が進行している場合には，VLCDのような短距離型の補正補液の治療を，肥満が軽度で，肥満による合併症が認められていない場合にはマラソン型の維持補液に相当する健康食が勧められる．前者でも肥満の補正が十分に行われたら，維持療法の健康食に切り替える必要がある．

次に，低エネルギー食を用いる際の注意点について簡単に説明しておく．VLCDとはvery low calorie diet（超低カロリー食）の略で，欧米で難治性の高度肥満患者に対する治療法として開発された方法で，蛋白質，ビタミン，ミネラルは必要十分量投与し，糖質と脂肪を極限まで減らし，フォーミュラー食単独でエネルギー量を420 kcalまで抑え，エネルギー源を体脂肪に傾けて減量を図る方法である．フォーミュラー食単独では1ヵ月に7～8 kgの減量効果が得られるが，長期的な継続は困難で，2ヵ月以降はドロップアウトしてしまう例が多いようである．そこで一般食と組み合わせて用いるコンビネーション法も行われている．この方法でも1ヵ月に4～6 kgの減量効果がみられる．

VLCD法は肥満に伴う糖尿病，高血圧などの合併症を伴っている場合，それらの改善に有効である．VLCD法の問題点としては，味がバニラ味，ストロベリー味，チョコレート味などの数種類の味に限定された単調なものであること，水に溶かして用いるため食事をしたという満足感が得られないこと，便秘などの消化器症状の合併があげられる．またこの方法はどのようなものに対しても有効であるわけでなく，肥満者の性格にその成功が左右される．VLCDは通常の食事の充実感を犠牲にするものなので，その継続はかなりのストレスとなる．そしてストレスに対する適応力のないもの，ストレスにより不安や混乱が生じやすいものではその効果はあまり期待できない．したがってVLCD法の成功には内科医，看護師，栄養士，精神科医などによる多方面からの管理とケアが求められる．

2．なぜダイエットは長続きしないのか？

日本人はエレベータに乗っていても，少し待てば自動的に扉が閉まるのに，待ちきれずににボタンを押してしまう．ダイエットでもすぐに結果が欲しく，体重計と毎日にらめっこで，体重が順調に減ってこないとイライラして投げ出してしまうことが多いようである．その裏には，自分では意識していなくても，'こんなに頑張ったのに'という意識が働いていることが大きく影響している．そのストレスが蓄積してついにはそれが爆発し，衝動食いによるダイエットの失敗を招くものが少なくない．

指南 その12　多くの人に推奨できる健康食によるダイエットは，短距離走ではなく，マラソンレースである．マラソンレースでは始めから短距離走のつもりで全力疾走してしまってはやがて息切れがして走れなくなってしまう．そのことを忘れずにこれまで述べたように，食を味わい，運動を楽しみ，結果として気づいたら体重が減っていたというのが1番有効な方法だと思う．

3．ダイエットを長続きさせるのに何か有効な方法があるか？

指南 その13　どういう人が肥満や糖尿病になりやすいか考えてみると，肥満や糖尿病になる人は食いしん坊で，運動嫌いな人が多い．そのことを前提に食事・運動治療法を考えないと，科学的にいくら優れた方法でも実際には効果が期待するほど得られない．まず食いしん坊に対する対策としては，おいしいものを少し楽しむという姿勢が大切で，おいしいものを避けるのはだめである．

　肥満症や糖尿病と診断され，菓子や外食を制限されると，始めのうちは我慢していてもやがて挫折してしまい，衝動食いをして体重増加を招くものがいる．チャップリンの"ライムライト"という映画でチャップリンが傷ついた踊り子に言うせりふに，"人生にとって大切なものは，希望と勇気とサムマネイだ"というのがある．人間どうも希望がないと生きていけないようである．

　最近はよい薬ができ，例えば肺炎などは数週間以内に薬物によって治るため，その期間だけ養生すればよいわけである．ところが肥満症や糖尿病は，診断されてから長期間にわたって養生しなければならないわけで，その継続には人生と同じで希望が必要のようである．

> **指南 その14**
>
> そこで肥満症や糖尿病の食事療法の継続がうまくできないものには，"三つの希望"というのを勧めている．第1の小さな希望は，1週間に1回，例えば毎月曜日をお菓子の日と決め，菓子を1つ味わうというものである．第2の中ぐらいの希望は，毎月2の日は外食の日と決め，2日，12日，22日には，とんかつ，お鮨，てんぷらなど好きなものの有名店を研究してグルメマップを作るというものである．第3の大きな希望は，年に1～2回旅行に行きリラックスするというものである．

肥満の原因としては，甘いもの，脂っこいものの摂りすぎがほとんどであるから，これらの食品を食べる日を，限定して意識的に味わおうというねらいである．これはダイエット継続のストレス緩和にも役立つ．いずれの場合も食べ物は質の高いものを少量味わうようにすることはいうまでもない．

> **指南 その15**
>
> 食事も同じで，美味しいお菓子やお鮨もあと何日か我慢すれば味わえると思えば，食事制限も継続できるのではないだろうか．まじめな人に限って，毎日完璧な食事療法を維持し体重コントロールを維持しなければならないという強迫観念を持っているものがいる．しかし商売をしていて毎日黒字ということはない．赤字の日があっても，週単位，月単位で黒字をめざすというのが商いの道というものだ．ダイエットも少し長いインターバル単位で考える必要があるのではないか．

山登りをしているとき，疲れてきてもう歩けないと思っても，霧のあいだから頂上が垣間見えると，もう少し頑張ろうという気持ちがわいてくるものである．

ある講演会で，日本食にもっと関心を持つということと，少量の食事を味わうようにしたいという話をした時に二つの大変興味深い意見を投げかけられた．一つめの意見はある若い女性のもので，「肉を減らして魚中心に切り替えるのがよいのはわかっていますが，小さい時から肉食中心であったので，なかなか食生活の内容を変えることができないのですが…」というものである．二つめの意見はある老医師のもので，「私たちのような戦争を体験した人間にはご飯を腹いっぱい食べるのが贅沢で，食べ物を残すということはできませんね」と

いうものであった．これらの意見にどう答えたらよいか順を追って考えてみよう．

まず第1の肉食〜魚中心にするにはどうしたらよいかについて考えてみよう．そのヒントは明治時代にどのように肉食が広まっていったかにある．明治時代は西洋に追いつけ追い越せが目標であった．西洋人が強いのは肉を食べているからと考え，明治人は強くなるために肉を食べたわけである．すなわち体によいからという"薬食い"の感覚で肉を食べ始め，食べているうちに肉本来のうま味がわかるようになっていったのである．味覚というのは元来保守的なものであるが，体によいとなると薬感覚で受け入れ，そのうちにその味自体を受け入れていくようである．最近の例としては，ウーロン茶と赤ワインが日本に広まってきたことがあげられる．少し前までは麦茶がよく飲まれてたが，若い女性が脂を溶かすお茶としてウーロン茶を飲み始め，いつのまにかウーロン茶が日常よく飲まれるものに定着してきた．赤ワインもポリフェノールが動脈硬化によいというので飲まれ始めブームになっている．

指南 その16　そこで魚にはn-3の脂肪が多く動脈硬化によいという事実を踏まえ"薬食い"の感覚で食べ始め，食べ続けるうちに魚本来のうま味を味わえるようになるのがよいと思う．

第2のお腹に満足感を与えるにはどうしたらよいかについて考えてみよう．そのヒントは食べ物と器の関係にある．例えば病院の大きなお茶碗に少しのご飯ではいかにも少ししか食べられなかったという感覚を患者に与えてしまう．

指南 その17　そこで男性には女茶碗，女性には子どもの大きめな茶碗を使うように指導している．少し小さめな茶碗なら同じ量でも量が多めに感じるものである．また満足感を与える量としては通常量の8分目が限界でそれ未満だといつもより少ないと感じてしまう．減量を目指して半ライスは成功しないようである．また料理ははじめから8分目の量を出してもらい出たものは残さず全部食べるのがよい．

表 11 糖尿病食事療法の意義

1. 膵B細胞への効果
   インスリンの過剰分泌および合成刺激の軽減
   インスリン分泌の反応性の改善
2. 末梢組織への効果
   インスリン感受性の改善

D. 糖尿病の食事療法

1. 意　義

はじめに糖尿病の食事療法について基礎的な面から考えてみる．食事療法の効果は**表11**に示すように，膵B細胞への効果と末梢組織への効果に分けることができる．

(1) 膵B細胞への効果

膵B細胞への効果としては，インスリン過剰分泌および合成刺激の軽減があげられる．糖尿病患者ではインスリン分泌が低下しているため，食事量を必要最小限に減らし，体内のインスリン需要を節減し，膵B細胞の負担を軽減しなければならない．そこで問題となるのが，インスリンの過剰分泌と合成刺激が本当に膵B細胞を疲弊させるかどうかということである．他の内分泌細胞と同様に，膵B細胞も刺激によって肥大・増殖する．高血糖状態はインスリンの合成と分泌をともに促す．しかし高血糖が長時間持続すると，膵B細胞は疲弊し，機能は低下して，組織学的には硝子様変性などの変化がみられるようになる．この疲労性萎縮は他の内分泌細胞には認められない膵B細胞に特有なものであるとされている．したがって膵B細胞は他の内分泌細胞のように刺激に対して限りなく増殖することはできない．

Selzerらは，正常人とトルブタミドに反応する糖尿病患者，およびトルブタミドに反応しない糖尿病患者の3群に対して15％グルコース液を1日3～4 l，7日間持続点滴投与し，その間の朝食後1時間の血中インスリン濃度を実験開

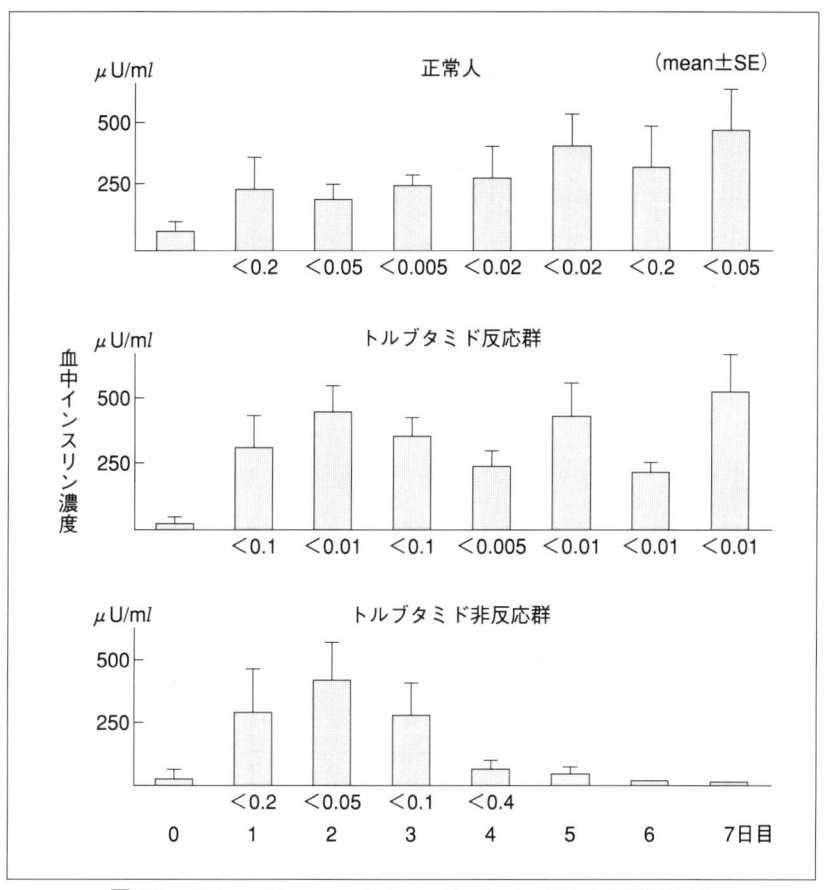

図 21 （Seltzer HS, et al : Diabetes 13 : 6-13, 1964 より引用改変）

始の早期空腹時の値とそれぞれ比較した．図 21 のごとく正常人とトルブタミド反応群では上昇した血中インスリン濃度が保たれているのに対して，トルブタミド非反応群ではいったん上昇後，徐々に低下した．この成績は持続性高血糖が糖尿病患者の膵 B 細胞の疲弊をもたらす可能性を示唆する．

仁木らは KK マウス膵島のインスリン生合成能を調べ，生後 4 ヵ月の若年マウスの肥大した膵島のインスリン合成能は肥大していない膵島のそれと比較して異常に亢進しているのに対して，生後 13 ヵ月の加齢マウスでは肥大した膵島のインスリン合成能はむしろ低くなっていることを報告している．この成績は，

インスリン合成を強いられ続けた膵は，やがて疲弊してインスリン分泌不全に陥る可能性を示している．

　三大栄養素のうちインスリンの合成と分泌の両方を刺激するのは，グルコース，果糖などの糖質に限られている．一方，脂肪酸，アミノ酸などの栄養素やカテコールアミン，スルホニル尿素剤 (SU 剤) などはインスリン分泌を刺激するがインスリン合成は促さない．そしてインスリン分泌のみを刺激するこれらの物質によっては，通常膵 B 細胞の疲弊性萎縮は起きないと考えられている．膵 B 細胞の疲労性萎縮という点からみれば，インスリン合成を刺激する唯一の物質である糖質を制限することが特異的な意味をもつ可能性もあるといえる．

(2) 末梢組織に対する効果

　次に末梢組織に対する効果についてみることにする．糖尿病患者では，筋肉組織，脂肪組織などの末梢組織のインスリン感受性が低下していることが明らかにされている．その原因としては，インスリン作用不足による高血糖の持続，血中遊離脂肪酸の上昇，末梢組織のインスリンレセプター数減少や機能低下，末梢組織の糖代謝律速酵素活性の低下などが関与していると考えられている．

　肥満が末梢組織のインスリン抵抗性を増大させることはよく知られているが，2 型糖尿病患者ではしばしば肥満の合併が認められる．糖尿病食事療法でエネルギー制限を行うことは，一つにはこの肥満の改善を促すためである．

　栄養素の違いによる末梢組織のインスリン感受性に対する影響については，いまだ明確な結果は得られていない．しかし，血中遊離脂肪酸の上昇が末梢組織のグルコース利用を妨げることはよく知られている．したがって，脂肪の過剰摂取は糖尿病患者にとって好ましくないといえる．

　また，著者らの行った糖尿病ラットの成績では，高ショ糖食は血糖を上昇させ，末梢組織の糖利用を妨げ，血中遊離脂肪酸値を上昇させてインスリン感受性を低下させることが明らかになっている[3]．さらにラット下肢灌流実験の成績で，果糖がインスリン感受性を低下させることを示した[4]．

　蛋白質の末梢組織のインスリン感受性に対する影響について検討した成績は少ない．著著らの行ったラット下肢灌流実験の成績では，大豆蛋白がインスリ

ン感受性を増加させることを示唆する成績が得られている．

　以上，末梢組織に対する食事療法の意義という点からは，総エネルギーの減少のほかに脂肪の制限と糖質，特に果糖，ショ糖，ブドウ糖の制限が望ましいといえる．蛋白質に関しては，大豆蛋白などの植物性蛋白の摂取が好ましい影響を与える可能性が示唆される．

2．食事療法の実際

(1) 食事療法の今昔

　糖尿病治療の歴史をふりかえってみると，その昔インスリン発見以前における糖尿病患者の治療の状況は，きわめてみじめなものであった．糖尿病の病態が多量の尿糖の排泄という現象面からのみとらえられていたため，食事療法の目標もこの尿糖をなくすことに傾注された．このため，食事の内容についても糖質を極力与えないという方法が，糖尿病食事療法の主流をなしていた．

　ところがインスリンの発見や検査法の進歩は，食事療法に対する考え方にも新たな方向を打ち出すこととなり，糖質の制限が緩和され，これに変わって糖質豊富，低脂肪食，あるいは自由食などの台頭がみられるようになった．そして今日，1日の総カロリーの過剰摂取防止と栄養学的にバランスのとれた食事内容という，食事療法の基本が確立されるに至ったのである．

　図22は糖尿病の食事療法の今昔を比較してとりまとめたものである．昔の食事療法は，高血糖の抑制，尿糖の消失がそのねらいであったことから，食事の内容は糖質制限に主眼が置かれていた．これに対して，今日の食事療法は，糖尿病の病態生理に基づいて，体内インスリン需要の節減を主目的としている．これにより，1日総カロリーの適正化（必要最小限にとどめる）と栄養のバランスに主眼が置かれるようになった．

指南 その18　このようにみてくると，昔の糖尿病食はまさに病人食そのもので，内容的にも強い偏食だったといえるのに対して，今の糖尿病食はまさに病人食というよりも，誰にでも勧められる健康食，保健食というべきだといってさしつかえない．

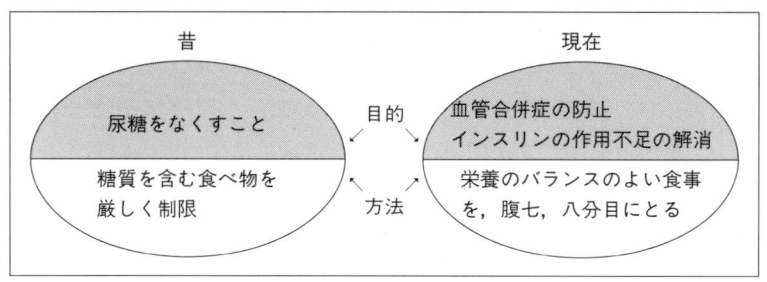

```
        昔                    現在
 ┌─────────────┐      ┌─────────────┐
 │ 尿糖をなくすこと │ 目的  │ 血管合併症の防止    │
 │             │ ↙↖   │ インスリンの作用不足の解消 │
 ├─────────────┤      ├─────────────┤
 │ 糖質を含む食べ物を │ 方法  │ 栄養のバランスのよい食事 │
 │ 厳しく制限    │ ↖↙   │ を,腹七,八分目にとる │
 └─────────────┘      └─────────────┘
```

図22 糖尿病の食事療法

(2) 糖尿病食は難しくない

　糖尿病患者に食品交換表を用いて食事療法を指導すると，食事療法をとても難しく考えて自分にはできないと匙を投げてしまう患者にしばしば遭遇する．糖尿病の食事療法はそんなに難しいものであろうか．確かに糖尿病の治療の基本として食事療法と運動療法がよく車の両輪に例えられ，糖尿病の食事療法という治療食というイメージが強いようである．

　糖尿病食は治療食であろうか．一般的に治療食といわれるものは制限食を意味する．例えば高血圧症の減塩食，肥満症の低カロリー食，腎不全の蛋白制限食などがそれにあたる．一方で，糖尿病食は健康食，保健食であるとよくいわれる．実際，長寿食といわれる食事内容には糖尿病患者に大変有用なものが多く含まれている．制限食という意味では，糖尿病食は治療食ではない．健康な生活を維持するために万人に勧められる食事内容である．糖尿病食というとカロリーの少ない食事というイメージがあるのは，糖尿病患者の多くに肥満の合併を伴っていることがあるので，糖尿病食に肥満に対するカロリー制限食が加わっているためである．

　糖尿病食の栄養組成は，蛋白質15％，脂質25％，糖質60％前後で構成されている．一方，平成12年度の国民栄養調査の結果では，エネルギーの栄養素別構成比は，蛋白質16.0％，脂質26.5％，糖質57.5％で糖尿病食の栄養組成とほぼ同じ割合で構成されている．すなわち糖尿病食の三大栄養素の割合は，平均的な日本人のそれと同じわけである．

> **指南 その19**
> つまり，糖尿病食を始めるという意味は，今までの不健康な誤った食事内容から健康増進を促すものに改め戻すということである．糖尿病食というと，難しい，大変だと尻込みする患者が多いようであるが，決してそんなことはない．要するに，普通に健康な人が食べている食物を食欲の命じるままに食べるのではなく，腹八分目に，体が必要とする量だけ食べるように指導すればよいわけである．

(3) 食事療法の原則

1日総カロリー過剰摂取の防止と，栄養素のバランスが糖尿病食事療法の2大原則である．これに加えて，このような食事療法を一生涯続けること，そして正しい食生活を基盤に，糖尿病の血管合併症，なかでも動脈硬化の進展防止をはかることも，食事療法の意義として高く評価されなければならない．

a．総カロリー過剰摂取の防止

第2次世界大戦による食糧事情の悪化とともに，糖尿病の頻度は激減した．そして戦後，栄養摂取量の増加とともに，再びその頻度は高くなってきた．これはわが国のみならず，世界的にみられた傾向である．総カロリーの増加は，確かに糖尿病の発症に重要な役割を演じている．

すなわち総カロリーの増加は，膵B細胞のインスリン分泌機能にとって負担の増加となる．もし総カロリーの増加に応じてインスリン分泌が盛んに行われれば，脂肪合成が高まり肥満に至る．肥満の存在は末梢組織のインスリン抵抗性を増加させ，それがまたインスリン分泌を促すという悪循環をきたす．

糖尿病を管理していくうえで，食事療法，特に総カロリーの過剰摂取防止の占める役割は大きい．

b．食事内容の適切化—栄養のバランスと質

食事内容の適切化は，栄養素のバランスと質という二面から考えなければならない．生活活動強度Ⅲ（適度）の18～49歳の男性の1日総カロリーは2600 kcal前後とされている．そして蛋白質の摂取量は70gで，栄養素の配分については，この蛋白質70gを基盤に，脂肪摂取量は総カロリーの20～25%とする．

従来から，蛋白質，脂肪，糖質の3大栄養素のカロリー比は，大まかに1：2：5が理想的な比率だとされている．ここにはほぼそれに合致した線が打ち出されている．

さて総カロリーの過剰摂取の予防と栄養素のバランスについで忘れてはならないのは，栄養素の質の問題である．例えば，糖質の血糖と血中脂質への影響をみると次のようなことに気づく．同量の糖質を吸収の速い砂糖の形で与えると，消化吸収の遅いでんぷんの場合よりも血糖の上昇は速やかで，血中脂質，特に中性脂肪の増加も著明となる．

脂質に関しても総カロリーに占める割合は20〜25％とされているが，その質に関しても注意を払わなければならない．飽和脂肪酸（S），一価不飽和脂肪酸（M），多価不飽和脂肪酸（P）の望ましい摂取比率はおおむね3：4：3を目安とする．n-6系多価不飽和脂肪酸とn-3系多価不飽和脂肪酸の比は，4：1程度を目安とする．

また，蛋白質についても，必須アミノ酸の占める割合，あるいは動物性・植物性の比率はどうなのかなどが大きな問題となる．動植物性蛋白の割合は半々にする．そして動物性蛋白質も，獣肉と魚肉の割合を半々にするように注意する．

(4) 食事療法指導の実際

食事療法の実際に関しては，栄養士の協力に負うところが大きい．糖尿病の食事療法で医師が最初になすべき患者への指示は，1日の必要エネルギー量である．次いでこれにみあった栄養素の配分を行う．栄養士はこれを受けて，患者のこれまでの食生活を食事調査表により詳しく検討するなどして，患者1人1人にみあった食事内容を盛りこんだ献立を作成して指導にあたる．この際，食事に関しては，わが国では日本糖尿病学会が作成した食品交換表があり，患者にとっても指導側にとっても大変有用である．

a．量と栄養素のバランス

主食としての穀類プラス毎食一汁三菜を揃え，加えて果物，牛乳の適量をというのがごく一般的に勧められる糖尿病の基本的な食事パターンである．実際

表 12 食品分類表

食品の分類	食品の種類	1単位（80 kcal）あたりの栄養素の平均含有量		
		炭水化物 g	蛋白質 g	脂肪 g
主に糖質を含む食品〈Ⅰ群〉				
表1	●穀物 ●いも ●炭水化物の多い野菜と種実 ●豆（大豆を除く）	18	2	0
表2	●くだもの	20	0	0
主に蛋白質を含む食品〈Ⅱ群〉				
表3	●魚介 ●肉 ●卵, チーズ ●大豆とその製品	0	9	5
表4	●牛乳と乳製品（チーズを除く）	6	4	5
主に脂肪を含む食品〈Ⅲ群〉				
表5	●油脂 ●多脂性食品	0	0	9
主にビタミン, ミネラルを含む食品〈Ⅳ群〉				
表6	●野菜（炭水化物の多い一部の野菜を除く） ●海草 ●きのこ ●こんにゃく	13	5	1
調味料	みそ, さとう, みりんなど			

（日本糖尿病学会，編：糖尿病食事療法のための食品交換表(第6版)．日本糖尿病協会/文光堂，p9，2002 より引用）

の食生活に際しては，摂取エネルギー量の適正化に向けて，食物を計ることを習慣化させる．

b．食品交換表

食品交換表は，「簡単で，使いやすく，いろいろな食習慣，環境の人が使える．外食するときにも役立つ．正しい食事の原則を理解するのに役立つ」ことを目標に作成された．

食品交換表は食品成分表をもとに作られているが，食品成分表のように，食品のカロリーや栄養素の含有量を正確に示したものではない．栄養学的にみて同質の食品をグループ別にし，それらを等カロリーで交換するための，量的な目安を示したものである．たとえ栄養学的な知識が乏しくても，食品交換表に基づいて食品選択を行うようにすれば，各食品の栄養価値について正しい判断ができるようになり，間違いのない食事療法の実行を可能にしてくれる．

食品交換表のしくみは表12に示す通りである．各食品の目安量は1単位80

表 13 指示エネルギーの計算法

1. まず標準体重を求める
   標準体重（kg）＝身長（m）^{2}×22 　（日本肥満学会方式）

2. 次に，標準体重からの指示エネルギーを求める
   指示エネルギー＝仕事量（kcal）×標準体重（kg）
   体重1kgあたりの仕事量（kcal）
   ・軽労働…25〜30
   ・中労働…30〜35
   ・重労働…35〜
   ※現代の日本人の70％は軽労働である．主婦，事務職は28で計算，肥満者，老人は低い数字を用い体重の変化を見ながら調節する．

kcalで表示されている．各食品をその主成分と栄養学上の特徴によって，四つの群と六つの表に分け，嗜好品も付録として三つに分けてある．同じ表の中の食品であれば，どの食品を使用しても，それぞれのカロリーと糖質，蛋白質，脂質の各栄養素がほぼ等しくなるように区別されている．代表的な食品の1単位の目安量を記憶しておくと，食事指導の際役立つ．

c．1日の総エネルギー量の決め方

1日の総エネルギー量を必要最小限に止めることが，糖尿病治療のうえで重要な要素であることは，すべに述べたとおりである．1日の総エネルギーを決めるにあたって考慮すべき点は，患者の年齢，性別，身長，体重，肥満の度合い，仕事量，運動量および合併症の有無などである．そして，具体的には標準体重から1日総カロリーは算出される．

標準体重は，個々の患者が糖尿病をコントロールし，健常者と変わらぬ社会生活をすすめていくうえで維持されるべき目標体重でもある．上記のような方法で求められた標準体重は，あくまでも一つの参考資料だということも忘れてはならない．例えば成人であれば，成長が止まった時点での体重，すなわち25歳前後の体重がどのくらいであったかといったことも大いに参考にすべきである．なお，**表13**は標準体重より1日の総エネルギー量の求め方を示したものである．

いずれの場合も，このようにして算出された1日総エネルギー量はあくまでも腰だめ的なものであり，決して絶対的なものではない．患者の生活環境の変化，治療経過中の体重の推移や代謝異常の改善の具合など，必要カロリーの個人差を常に考慮に入れて柔軟に対処すべきである．

d．栄養素の配分

1日の総カロリーが決まったならば，次に各栄養素の配分や配合，ビタミン，ミネラルの適正な補給を考える．

E．高脂血症の食事療法

1．コレステロールをどう下げるか

コレステロール（血清総コレステロールやLDL-コレステロール）が高いといわれると，まず食事療法を始めることになる．では具体的には，どのように取り組んでいったらよいのであろうか．血清コレステロール値を下げるには，三つの方法を実行する必要がある．その方法とは，①コレステロールを作らない，②コレステロールを貯めない，③コレステロールを入れないの三つ（**表14**）である．

(1) コレステロールを作らない

血液中のコレステロールの約20％が食物由来で，残りの80％は肝臓で作られるコレステロールである．その主な原料は飽和脂肪酸である．よく「肉の赤身と脂身とどちらがコレステロールを多く含んでいますか」と質問すると，「脂身

表14 コレステロールを下げる3原則

1．コレステロールを作らない
2．コレステロールを入れない
3．コレステロールを貯めない

です」と答える人が少なくない．しかし実際には，脂身にはコレステロールはほとんど含まれていない．ところが脂身には飽和脂肪酸が多く含まれているため，脂身を多く摂ると，肝臓でのコレステロールの産生が増加して，血清コレステロール値が増加してしまうのである．したがって，カロリーの多い脂身を避けるだけでかなり血清コレステロール値の低下が期待できる．

> **指南 その20**　'歴史は夜作られる'という言葉があるが，コレステロール中性脂肪も同様で，夜間に活発に合成される．したがって寝る前にカロリーの多いものを食べると血清コレステロールと中性脂肪の値が上昇してしまうので注意したい．

(2) コレステロールを入れない

　血清コレステロールの20%は食物由来である．したがって，仮に血清コレステロール値が250 mg/dl であった場合，コレステロールの摂取を半分にすれば血清コレステロール値は225 mg/dl まで下げることが可能である．ただし，この食事療法による効果には，個人差が大きいことも明らかにされている．鶏卵一つには約300 mg/dl のコレステロールが含まれているが，これを毎日3個，2週間食べ続けた場合，血清コレステロール値が予想どおり上昇したものは1/3にすぎなかったという成績も報告されている．またコレステロールの摂取を恐れて，極端に制限することも考えものである．血清コレステロール値が高いというと，卵やレバーをまったく摂らない人がいるが，これで正しいのであろうか．レバーには確かにコレステロールが多く含まれているが，飽和脂肪酸の含有量はそれほど多くない．そして，ビタミンE，ベータカロチン，セレニウム，ビタミンB群，ビタミンCなどの抗酸化物質が豊富に含まれている．抗酸化物質は，細胞の老化や癌化，動脈硬化の促進，糖尿病性細小血管障害などの進行を防ぐ働きがある．また鶏卵もコレステロールは多く含有されているが，同じに卵白は良質の蛋白質であり，卵黄には多量のビタミンB群のほかに，レシチン，リン，カルシウム，鉄などを含んでいる．

指南 その21

> したがって，レバーや鶏卵も適度に他の食品とうまく組み合わせて摂取することが良いと考える．また貝やカキ，えびなどの魚介類は，これまでコレステロールの多い食品の代表としてよく槍玉にあがっていた．しかし分析法の進歩した結果，実際には，これまで報告されていたよりもコレステロールの含有量は遥かに少ないことが明らかとなった．

例えば，食品100 mgあたりのコレステロールの含有量は，これまでカキ380 mg, シジミ500 mg前後とされてきたが，新しい分析法の結果では，カキ50 mg, シジミ80 mgとかなり低値となった．つまり魚介類には従来考えられてきたほどコレステロールの含有量は多くないのである．なぜこのような誤解が生じたかというと，魚介類にはコレステロールとよく類似したステロールという成分が含まれており，これまでのコレステロールの分析法では，このステロールもコレステロールとして測定されていたためである．ところが，ステロールは腸管で吸収されにくく，しかもコレステロールの吸収を抑制する働きがあることが明らかとなってきた．さらに，魚介類にはタウリンというアミノ酸が多く含まれており，これがコレステロールからの胆汁酸の合成と分泌を促し，血清コレステロールを減少させることもわかってきた．魚介類のなかで一番タウリンが多く含まれているのはカキで100 mgあたりのタウリンの含有量は50 mgである．確かに魚介類のなかにはコレステロールが多く含まれているものも少なくない．例えば食品100 mgあたりのコレステロールの含有量がイカ300 mg, 甘エビ130 mg, 伊勢エビ100 mg, わたりガニ80 mg, タコ90 mgなどは多いものにあたるので，過剰に摂らないように注意する必要がある．

(3) コレステロールを貯めない

コレステロールは肝臓で合成された後，一部は胆汁酸として十二指腸に分泌され，食物中の脂肪の吸収を促進するのに用いられる．その後，十二指腸で再吸収されるが，再吸収されなかったコレステロールは糞便として体外に排泄される．水溶性食物繊維にはコレステロールを吸着して腸管に再吸収されるのを妨げる作用を有するものがある．結果として血清コレステロール値の低下をもたらす．さらに糖質やミネラルの吸収を遅らせる作用もある．

コレステロールや動物性脂肪の多い食品を控えることになると，漬け物や野菜サラダに塩をかけて食べるという人がいる．これは塩分がコレステロールとは無関係であると考えているためであろう．はたしてこれでコレステロール対策は万全といえるのであろうか．東北地方の仙台と米国の子どもたちの血清コレステロール値を比較した成績によれば，食事内容を比較すると，米国の子どもの方が，仙台の子どもたちよりも動物性脂肪やコレステロールの摂取量は多いにもかかわらず血清コレステロール値は仙台の子どもたちの方が，米国の子どもたちよりも高値を示したというショッキングな結果が得られている．なぜ塩分の摂取が血清コレステロール値の上昇を招くかに関しては明らかでないが，塩分の摂取が腸管リンパの流れの増加をもたらし，その結果，コレステロールの腸管における吸収が増加することなども原因の一つとして考えられる．

われわれも，高コレステロール血症を伴う外来通院中の2型糖尿病患者40名(男性17名，女性23名，平均年齢59.9±9.3歳)を3群に分け，A群(1日塩分7g以下のみの指導)，B群(コレステロールの多い食品のみの指導)，C群(体重あたり28 kcalでエネルギーコントロールのみの指導)の条件で栄養指導を実施し3ヵ月後の結果を検討したが，3群ともに，治療前と比較して血中コレステロールは同程度に，有意に低下していた．

2．高トリグリセリド血症も積極的な治療が必要

高トリグリセリド血症も動脈硬化の重要な危険因子であることが明らかになってきており，積極的な治療が必要である．高トリグリセリド血症の原因としては，女性では果物や菓子の食べ過ぎ，男性ではアルコールが原因となっていることが多い．したがって，女性では，間食，男性では飲酒に対する指導が大切となる．すでに述べたように果物や菓子類に含まれているショ糖，果糖は肝においてトリグリセリドに変換されやすい．またアルコールも，肝におけるトリグリセリドの合成を促す作用がある．その機序としては，アルコールが脂肪組織からの遊離脂肪酸の放出を促し，その結果，肝への遊離脂肪酸の取り込みが増加すること，アルコールが肝で酸化されやすく，脂肪酸の消費が減少することなどがあげられる．

F．嗜好品に対する注意

1．砂糖・アルコール

　著者らの糖尿病専門外来での食事アンケート調査の結果では，糖尿病食事療法の乱れの2大原因は，男性では飲酒，女性では甘いものの摂りすぎであった[5]．

(1) アルコールの糖代謝に及ぼす影響

　アルコール飲料の血糖への影響をみると，ウイスキーは他の栄養素を含まないので血糖は少し下がり気味になるが，日本酒，ビールでは糖質を含むため，2単位程度の量でも血糖値は上昇してくる．そしてインスリンも分泌される．ウイスキーではインスリン分泌はほとんどみられない．

　アルコールそれ自体はインスリン分泌に対して抑制的に作用し，著者らのラットを用いた *in vivo* の成績[6]および膵灌流実験の成績[7]ではアルコールはインスリン分泌を抑制することが明らかになった．またアルコールは，飽食状態では影響がみられなかったが，1日絶食状態では血糖低下作用が認められた．一方，ブドウ糖負荷時にはアルコールは耐糖能を悪化させ血糖値を上昇させた．著者らの正常ラットならびに糖尿病ラットの下肢灌流実験の結果[8]では，アルコールはインスリン刺激による骨格筋のブドウ糖利用を抑制した．

　アルコールそれ自体はインスリン分泌に対して抑制的に作用し，末梢組織，特に骨格筋における糖利用に対しても抑制的に働く．従来からいわれているアルコールと糖尿病との関係の中で，アルコールそれ自体が糖代謝に直接かかわることは十二分に承知しておかなければならない．そして，これを踏まえて，単にエネルギーの問題に留まらず，アルコールの薬物としての内分泌代謝系に及ぼす影響についても十分に配慮する必要がある．

(2) 2型糖尿病と砂糖摂取との関係

　最近まで過剰の砂糖摂取が2型糖尿病を引き起こすという考え方が通説となっていた．しかし疫学的見地および実験結果からも，このような考え方を支持する成績はほとんど得られていない．そして2型糖尿病と診断された患者の砂糖摂取量は，健常者と比較してむしろ少ないという成績が報告されている．また砂糖摂取量が多い群が少ない群に比べて耐糖能が良いと報告されている．そして一部の糖尿病や軽症の糖尿病患者では少量の砂糖に対する感受性が良い可能性も考えられる．

　Cohenらは，ラットに大量の砂糖を摂取させ糖尿病を発症させたと報告している．しかし砂糖成分の半分を構成している果糖の代謝が，ヒトとラットでは非常に異なっており，ラットで得られた成績をそのままヒトにあてはめて結論を下すことはきわめて危険であるといえよう．また彼らの成績では，総エネルギーの70％と非常に多くの部分を砂糖として投与している．確かに長期間にわたり砂糖を大量に投与すればヒトにおいても糖尿病が発症するかもしれないが，しかしこのような可能性は糖尿病の成因として考える場合にはほとんど問題にならない．

　糖尿病と食事内容についての疫学的研究によれば，糖尿病の頻度は高脂肪・低糖質食の国に高いといわれ，Himsworthらの成績では糖質制限により耐糖能は悪化し，糖質の投与により再び改善している．そしてこの耐糖能の改善は糖質源として砂糖を投与しても同様に認められるという報告もある．

　砂糖はブドウ糖と果糖よりなる二糖類であり，上部小腸でシュクラーゼという酵素によりブドウ糖と果糖に分解される．ブドウ糖は速やかに吸収されるが，果糖は10％がブドウ糖に変換され，残りの90％が果糖のまま吸収される．吸収されたブドウ糖の60％が肝，25％が脳，10％が筋肉，残り5％が脂肪組織など他の組織に取り込まれる．

　一方，吸収された果糖はほとんどすべて肝に取り込まれる．肝に取り込まれたブドウ糖，果糖は解糖系，TCAサイクルを経てATP産生に消費されるか，余分なものはグリコーゲン，中性脂肪に変換される．

　しかしブドウ糖と果糖との間には肝における代謝上大きな違いがある．ブドウ糖はインスリン依存性の糖代謝律速酵素の glucokinase, phosphofrukutokinase, グリコーゲン合成酵素などによって調節されているが, 果糖の場合にはこれらの調節機構はうまく作動しない. 果糖はその大部分が frukotokinase によりリン酸化される. しかし果糖のリン酸化とその後の代謝を制御する機構が存在しない. そのため肝への過剰の果糖の流入は, 肝のグリコーゲン蓄積には限りがあるため, ブドウ糖に変換され肝より放出されるか, 中性脂肪の合成が亢進し, VLDL というかたちでの血中への中性脂肪の放出の増加を招き高中性脂肪血症をもたらす. 特にインスリン作用不足を伴う糖尿病ではグリコーゲン合成, ATP 産生が円滑に行われないため, この過程がより活発となる.

大量の砂糖が摂取された際には, 乳酸や尿酸の産生が増加し, 時に痛風発作が誘発されることがあるといわれている.

砂糖の影響を調べる場合, 第一に分解されやすく, 速やかに吸収されるという点と, 第二にブドウ糖と果糖が同時に取り込まれるという点を考慮する必要がある. 健常者ではブドウ糖刺激に応じて速やかにインスリンが分泌され血糖値の上昇が抑えられる. 一方, 2 型糖尿病ではブドウ糖刺激に対するインスリン分泌が遅延しているため血糖が上昇してしまう. また肝での果糖のブドウ糖への変換による血中への放出の増加はそれをいっそう助長する. さらに動物実験において, このような急激な血糖上昇を繰り返すと不可逆的な耐糖能低下をきたすことも報告されている.

糖尿病の発症およびコントロールと食事との関係を考える場合, 食事の組成だけでなく総エネルギー量も問題となる. 臨床的にも 2 型糖尿病の発症前に先行する肥満の既往を認めることが多く, 肥満は 2 型糖尿病の重要な発症因子ならびに増悪因子であると考えられている. したがって砂糖の過剰摂取によるエネギーの過剰が肥満を招き, その肥満の出現を通して間接的に糖尿病に影響を与える可能性も考えておく必要がある.

(3) 飲酒と砂糖摂取の実際

a. 飲酒の実際

アルコールの持つエネルギーは, 1 g あたり 7 kcal であるが, 体内で 100% 利

用されるわけではなく，エンプティー・カロリーの典型的なものとされている．アルコールの体内酸化の結果生み出されたエネルギーの何％が実際に利用されるかに関する理論的根拠はまだ確立されておらず，未決定の問題として残されている．

長嶺らは糖質をアルコールに等価変換した成績から，アルコール1gの体内での利用エネルギーを約5kcalと仮定してアルコールを投与しても，それが直接体重増加に結びつかないことを報告している．

アルコールの過剰投与は体重増加をきたす可能性があるが，伊東らの成績でもアルコール摂取量と体重の変動との間には相関がみられなかったという．またアルコールの種類によっては，エネルギー源となっても栄養素を含んでいないものがある．ウイスキー，ブランデー，ウオッカ，ラム酒，ジンなどは，糖質も蛋白質もまったく含まれていない．したがって，これらのアルコールを等価変換という形で使用した場合に食事の一部を減ずると，たとえエネルギー量は同じであっても，このようなことを長期にわたって続ければ，当然栄養の偏りを招来することになる．

杉山らの報告では，糖尿病患者において1日2単位以内の飲酒群では，非飲酒群と比較して空腹時血糖，血中コルチゾール値に差を認めなかったが，2単位以上の飲酒群では両値の明らかな増加をみたという．糖尿病患者のアルコール飲用の可否は一律には論じられないが，原則としては良好のコントロールが維持されている間にのみ許可し，飲酒量は1日2単位以内（ビール中瓶1本，日本酒1合，ウイスキーシングル2杯）で3〜4日に1回禁酒日を設けること（週休2日制）を厳守させ，糖尿病食に若干上積みして飲ませるのがよいと考える．この程度の量であれば，食事に付加して摂らせても体重増加や糖尿病コントロール悪化は起こらないことがわかっている．

他の食品とのエネルギー量の等価交換は，前述の理由から好ましくないと考える．また，アルコールの種類によって糖質の含有量が異なる点にも注意も必要である．ビール中瓶1本16g，日本酒（1級）1合7g前後の糖質を含んでいる．

著者らの診ている患者で調べた範囲でも，アルコールの常用者では血糖コントロール不良例が多く，その最大の理由は，アルコールが持つ薬理的な意味合

いにおける糖尿病のコントロールへの悪影響ということに加えて，アルコールそのもの自体が持っているいろいろな作用の中で，脳神経系機能の抑制をあげることができる．アルコールを飲用し，血糖コントロール悪化をきたしたものの原因を調べてみると，食事療法が守れないことが大きい．

指南 その22　アルコールをたしなんでも，十二分に食事療法が守れればコントロールを乱すことはないはずだが，アルコールを飲むと自制心が緩み，またアルコールには食欲増進作用もあるので，ついつい食べ過ぎてしまい，1日の決められた総エネルギー量をオーバーしてしまいがちである点も見逃せない．「酒は飲んでも飲まれるな」という古くからの名言を守り，アルコールを日常生活の潤滑油として上手に用いるための指導が肝要と考える．

b．砂糖摂取の実際

　食事内容の欧米化に伴い砂糖の消費量は昭和51年ごろまでは，年々増加の傾向があった．ちなみに1931～1935年における1人1日あたりの砂糖の平均摂取量は33g前後であるが，欧米における1人1日あたりの砂糖の平均摂取量が130～150gであるのに比べれば半分程度であるにしても昭和51年には2倍以上の73gまで増加した．交通網の拡大と人口の都市周辺地域への分散，農村の都市化現象に伴い食生活の欧米化が拡大し，砂糖消費量が増加してきたものと考えられる．しかし昭和51年以降の砂糖の消費量は年々減少傾向にあり，平成14年における1人1日あたりの砂糖の平均摂取量は49gまで低下している．それと逆に清涼飲料水に用いられる果糖などの異性化糖1人1日あたりの平均摂取量は，果糖55％ものの固形ベースの標準異性化糖に換算すると，昭和52年が4gで，その後年々増加し平成14年には16gに達している．だが砂糖と異性化糖の両者をあわせた1人1日あたりの平均摂取量は，昭和52年が74gに対して，平成14年は65gとむしろ減少傾向にある．

　甘い物を欲するという味覚は，人間が原始生活を営み，魚や獣を獲り，蛋白質や脂質に富む食物を摂取するだけでは不十分な時代に果物を欲するという形で，炭水化物に富む食物を摂るために備わっていた感覚であった．しかるに，

砂糖という本来自然界にはなかった物質が大量に生産されるようになり，甘い物を欲するだけで，本能のおもむくままに摂っていると過剰摂取になるという問題が生じてきた．たとえば，よくいわれることであるが，人がケーキやアイスクリームを食べるのは，その人がケーキやアイスクリームの外見や味にひきつけられるからであって，それらの物のもつエネルギーを必要としているわけではない．果物も品種の改良により，本来自然界に存在していたものよりさらに甘味が強いものが生み出されてきている．また体内の水分量が減少し，喉の渇きが生じた際にも，その不足分を補うために水を飲む代わりに，しばしば清涼飲料水が求められるようになっており，これらの不必要な砂糖や異性化糖の摂取を促す結果となっている．特に甘味は冷やすことにより減少する性質があり，清涼飲料水やアイスクリームなどの摂取はますます砂糖や異性化糖の需要を伸ばしている．特に最近では調味嗜好飲料の消費が増加しており，昭和50年と比較して平成8年では50%以上の伸びを示している．

わが国は世界的な比較の中では決して多いほうではない．しかし，糖尿病予防，あるいは治療という立場からすると，砂糖ならびに異性化糖の摂取量はもう少し少なめがよいと考える．食品交換表を見ると，1日の調味料として使う砂糖は1200 kcalの食事で6gとされている．これは大変少ない量である．この量は以前1200 kcalで10gとなっていたが，食品成分表に変更があった折，帳尻り合わせ上4g減らすことになった．このことは患者にとっては迷惑だったのではないかと考える．

砂糖の摂取量がどのくらいが適量であるかは大変に難しい問題である．疫学的にみると砂糖の国民1人あたりの1日消費量が40gを超えると齲歯が急増してくるといわれている．

指南 その23
また種々の量の砂糖を数週間にわたり投与した成績によれば，砂糖投与量が1日50gを超えると血中中性脂肪の値が正常範囲を超えて上昇してしまうことが明らかにされている．
基本的に1日の使用量としてどの位まで許されるのか，すなわち調味料とでき上がり商品などに含まれているものも含めて，それは1日量として30gぐらい，最大限40gぐらいまでは許容できるのではないかと考える．

表 15　砂糖の利点と欠点

利　点	欠　点
高エネルギー	肥満を助長する
吸収がよい	血糖を急に上げる
味をよくする	つい，摂り過ぎる
安価である	虫歯をふやす

○日本人1人あたりの年間使用量は約18 kg
○1日あたりの平均使用量は約50 g

　調味料として砂糖6g以内とされているが，その他食品，特に加工食品に使われているものを合わせると20gぐらいはどうしても摂ってしまうことになる．ここのところを踏まえると1日30gぐらいまでの砂糖使用は許容され得るということである．

　砂糖のもつ利点，欠点は**表15**に示すとおりである．欠点があるとすれば，糖尿病との絡みでみると，肥満，急峻な血糖上昇，ともかくおいしいということ，また他の食品を大変おいしく作り上げるという性質，これらはやはり直接的に糖尿病，特に血糖コントロール状態に影響するので，これらの点を十分に認識したうえで砂糖摂取指導が望まれる．しかし甘味への要求度の高い患者は少なくない．そこでよく導入されるのが，人工的な，あるいは天然も含めた砂糖に代わる甘味料である．

c．代用甘味料の種類と使い方

　代用甘味料については，図23のごとく糖質系と非糖質系に分けてみるとわか

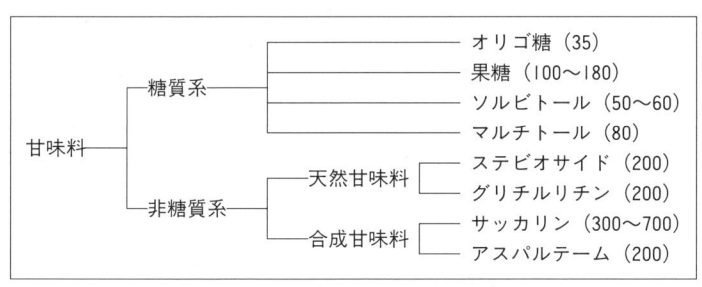

```
甘味料 ─┬─ 糖質系 ─┬─ オリゴ糖（35）
        │           ├─ 果糖（100〜180）
        │           ├─ ソルビトール（50〜60）
        │           └─ マルチトール（80）
        └─ 非糖質系 ─┬─ 天然甘味料 ─┬─ ステビオサイド（200）
                     │               └─ グリチルリチン（200）
                     └─ 合成甘味料 ─┬─ サッカリン（300〜700）
                                     └─ アスパルテーム（200）
```

図 23　甘味料の種類と甘味度
（　）：砂糖の甘味を100とした場合の甘味度

りやすい．糖質系のうち果糖，ソルビトールなどは1g4kcalを有する．マルチトールは1g約2kcalとなっている．果糖については，血中尿酸値や中性脂肪を上昇させやすいという点で，摂り過ぎは気をつけなければならない．現在わが国では非糖質系の文字通りの代用甘味料が利用可能で広く用いられている．それには，ステビオサイド，サッカリン，アスパルテームなどがある．この中でアスパルテームは蛋白質で1gが4kcalを有するが，砂糖100とした場合の甘味度は200あり有用度が高い．

> **指南 その24**
> しかし，いずれの甘味料を摂ってもやはり砂糖に勝るものはないようである．こういう非糖質系の甘味料などで甘味に慣れてしまうと，結果的にはおいしさの勝る砂糖に戻らざるを得なくなる．このため基本的には砂糖の少量に慣れるように初めから指導するのがよく，代用甘味料はどうしようもない甘味欲求への対応策としてやむなく活用するための手段として残し，安易に用いることは慎みたい．

d．甘味を有し低カロリーのオリゴ糖

　ビフィズス菌は，嫌気性連鎖球菌などの嫌気性菌群とともに腸内細菌叢を構成する主要な菌種である．老化やストレス時にウェルシュ菌などの有害菌が増加し，ビフィズス菌が減少することが明らかとなり，腸内細菌叢を改善する試みが行われるようになった．そして，ビフィズスヨーグルト，ビフィズス菌製剤，あるいはビフィズス菌増殖性オリゴ糖などが腸内細菌叢のビフィズス菌を増やすために使用されている．なかでもオリゴ糖が注目され，特定保健用食品として広く用いられるようになってきた．オリゴ糖は砂糖と比較して低カロリーで上品な甘味を有し，種々の付加価値を有した代用甘味料として，今後ますますその有用性が期待される．

　オリゴ糖は難消化性のため，小腸で分解されず大腸に達する．ここで腸内細菌による資化を受け短鎖脂肪酸を生成することで，およそ1gあたり2kcalの熱源となるが，それは砂糖に比較して約半分であるところから，甘味料として用いた場合，肥満予防とその改善の一助となる．またオリゴ糖は通常使用量の範囲内では血糖上昇をもたらさない．この結果，膵臓からのインスリン分泌もほとんど起こらない．

このようなオリゴ糖の作用は，糖尿病の前段階として位置づけられる耐糖能障害に伴ってみられる高インスリン血症の是正，すなわちインスリンの過剰産生を抑え高インスリン血症に起因すると考えられる動脈硬化の進展の阻止に役立つ．オリゴ糖摂取は，これが腸内細菌，なかでもビフィズス菌の増殖をもたらすことも大きなメリットである．ビフィズス菌優位の腸内細菌叢はオリゴ糖を資化し，炭素ガスと水素ガスならびに短鎖脂肪酸を産生する．産生された短鎖脂肪酸は，①大腸の運動促進とそこでの吸収促進，②膵臓の内外分泌の促進，③消化管粘膜血流の増加，④消化管上皮細胞増殖の促進，⑤高コレステロール血症の改善などに役立つとされている．これらの結果からオリゴ糖の適量摂取は，腸内細菌叢の改善と相まって便通異常（便秘）の是正をもたらす．

2．喫　煙

　最近はどこへ行っても禁煙という文字をよく見かけるようになってきた．実際に，煙草を吸っている人は10年前の7割程度まで減少してきている．統計学的にみるとタバコを1本吸うと寿命が5分短くなるといわれている．タバコを自分では気づかずにあたかも穏やかな自殺を試みているということができるかもしれない．タバコに含まれているニコチン，タール，そして喫煙時に産生される一酸化炭素が種々の障害をもたらす．

(1) ニコチン

　ニコチンは，アドレナリンの分泌を促し，交換神経を刺激し，血圧を上昇させ，動脈硬化や糖尿病性腎症，網膜症などの合併症の進行を促進してしまう．

> **指南　その25**
> 　1日に20本のタバコを吸うと，1年間で，あの夏の暑い日に道路でべとつく黒々と光るコールタールのようなものを，コップになみなみ1杯分を毎日，こまめに少しずつ肺に吹き付けていることになる．
> 　そして，タバコによって発生しやすい癌は，肺癌のみでなく，咽頭癌，胃癌，膀胱癌など，多くの癌があり，現在，癌によって死亡する人の1/3は，なんらかの喫煙との関係があるといわれている．

(2) タール

タールには約 30 種類の発癌性物質が含まれている．癌の 2 段階説によれば，タールは体内に癌細胞を発生させやすく，さらに，いったん生じた癌細胞の増殖を促すことが知られている．

(3) 一酸化炭素

一酸化炭素は脳のぼけを促す．また，煙草を吸う女性は肌が荒れやすいといわれているが，これは，ニコチンが皮膚の栄養血管を収縮させ，血液供給量を減少させ，さらに，一酸化炭素が皮膚の酸素を奪ってしまうことなどが関与していると推測される．

3．禁煙の実際

喫煙者の 2/3 が禁煙を内心は考えているといわれている．喫煙習慣からの脱却を困難にしている大きな原因は，ニコチン依存症である．ニコチンの吸引で喫煙者は一時的に眠気が覚まされ，心の安らぎを得，ストレスの軽減を覚えるため，ニコチン依存から脱却できないわけである．ニコチン依存症からの脱却の補助的手段として，ニコチンガム（ニコレット：ファルマシア・アップジョン）とニコチンパッチ（コチネルイ S：ノバルティス）がある．ニコチンガムでは，喫煙欲求が生じた場合，30 分かけてゆっくり噛み，ニコチンを口腔内から血中に吸収させると喫煙欲求が減少するという．

> **指南 その26**
> 禁煙は，患者のタイプによって，①タバコを 1 本ずつ減らすように徐々に減少させる，②タバコをまず半分にし，それからまた半分にするというように段階的に減少させる，③タバコをきっぱりとやめるという三つの行動変容のどれが一番適しているかを，本人や家族と話し合い，タイプに合った方法を実行させる必要がある．

禁煙した場合，よく体重が増加したという患者が少なくない．これは，禁煙により，胃腸障害の改善，脂肪分解の減少が起きたためであり，むしろ過食，運動不足など日常生活の乱れの改善を行うことが大切である．

VIII 運動治療

A. 運動の生理効果

　表16は運動の生理効果を示したものである．この運動の生理効果をいかにして治療効果に結びつけるかが，そのポイントとなる．

B. 運動のエネルギー代謝に及ぼす影響

　通常，骨格筋はエネルギー源として主に脂肪酸を利用している．運動初期（5〜10分以内）には，まず運動筋のグリコーゲンが利用され，次いで肝のグリコーゲンの分解と糖新生により血中にブドウ糖が供給され，このブドウ糖が主たるエネルギー源となる．運動が長時間にわたると，脂肪組織に蓄えられている中性脂肪の分解により供給される血清遊離脂肪酸がエネルギー源の中心となる．また血清遊離脂肪酸を原料として肝でケトン体が産生され，エネルギー源の一部となる．

表 16　運動の生理効果

①インスリンの感受性を高める
②代謝（糖・脂質代謝が改善）を活発にする
③心肺機能を高め，血液循環を高める
④脳神経機能を賦活化する
⑤筋肉を鍛え，基礎代謝を高める
⑥ストレスを軽減し，規則正しい生活のよりどころを作る

運動時には各種ホルモンの分泌も変化する．運動によりインスリン感受性が亢進し，インスリン分泌は低下する．またグルカゴン，カテコールアミンの分泌は促進され，肝のグリコーゲン分解，糖新生が増加し血中へのブドウ糖の供給を行う．さらに，カテコールアミンは脂肪分解を促進し，血清遊離脂肪酸の増加をもたらし，これを原料として肝の糖新生，ケトン体産生が増加する．これにより，健常者の血糖値の低下を防ぐ．

　コントロール良好な糖尿病患者では，運動時には，これらのホルモン分泌が円滑に行われ，ブドウ糖の需要と供給のバランスが保たれ，血糖値は低下し，高血糖が改善する．一方，コントロール不良な糖尿病患者，なかでも1型糖尿病患者では，運動時にはインスリン量の不足に加えて，カテコールアミンとグルカゴンの分泌亢進がみられ，血糖値の上昇と血中ケトン体の増加がもたらされる．

　運動による末梢組織のインスリン感受性の増加は，骨格筋・肝のブドウ糖の取り込みを促進し，肝のグリコーゲン分解，糖新生の抑制による肝からのブドウ糖の放出を減少させ，血糖値の低下をもたらす．また，骨格筋における脂肪酸のβ酸化を促進し，体脂肪の減少をもたらす．さらに，血清中性脂肪値とLDL-コレステロール値を低下させ，HDL-コレステロール値を上昇させ，体脂肪の減少をもたらす．

C. 運動療法は食事療法と仲のよい夫婦

　ダイエットだけでは，脂肪だけでなく筋肉も減少してしまいやせた豚のようになってしまう．ダイエットに運動を組み合わせると脂肪が効率よく分解し，さらに筋肉を増やすことができ，しなやかなカモシカのようなプロポーションになる．運動による直接的な脂肪分解はそれほど大きいものではない．例えば500gの脂肪を運動で燃焼させようとすると，東京から浜松まで歩くか，バレーボールを9時間もやる必要がある．

　ではなぜ運動が必要なのであろうか？　それは運動すると筋肉が増加するからである．特に歩く，走るなどのエアロビックな運動をすると赤筋というミト

コンドリアが多く酸素を使って脂肪を効率よく燃焼させる骨格筋が増加する．その結果，基礎代謝が高まり，エネルギーの無駄使い能力が向上して，寝ている間にも脂肪が減少するのである．しかし骨格筋はそう簡単には増加しない．この成果が表れるためにはある程度の日数が必要である．

> **指南 その27**
> したがって運動は楽しみながらできるものを選んだり，運動の脇役にも注意を払ったりする必要がある．例えばウォーキングをする場合に，自然を楽しんだり，おしゃれなウエアや高級なウォーキングシューズを選んだりすることも，成功を左右する大きな要素となる．歩かなくてはと促されるような運動ではなく，思わず歩きたくなる運動をということである．

D．運動の種類と継続の秘訣

著者の肥満外来を訪れる患者のうち，よそで1日1万歩の歩行を指導され，膝関節を痛めてくる患者が少なくない．糖尿病，肥満，高脂血症の患者の多くは，運動不足と高脂肪摂取により，緊張筋（姿勢筋）が脂肪に置き換わり，いわゆる'しもふり症候群'になっている．このような患者に，1日1万歩の歩行を直ちに指示しても，支持筋肉が十分ないわけで，関節に無理な負担がかかり関節障害を招き，せいぜい，整形外科で運動制限を指示されるのがおちである．ここで，少し骨格筋線維の種類について説明をしておく．骨格筋線維には，相性筋線維と緊張筋線維がある．相性筋線維は大脳支配が優位で，随意運動をつかさどり，脳へのフィードバックが少ない．一方，緊張筋は脊髄支配が優位で，反射的筋収縮により姿勢の保持を行い，相性筋による随意運動の土台をつかさどる．すなわち歩行が半ば無意識的に行われるのを考えれば，いかに緊張筋の状態に左右されるかが理解できる．緊張筋線維はST線維（slow twitch fiber）が主体で，相性筋線維はFT線維（fast twitch fiber）が主体である．ST線維はミトコンドリアが多く，赤筋と呼ばれ，酸化能力が高く，持久力があり疲労しにくい．一方，FT線維は，グリコーゲンに富み，白筋と呼ばれ，無酸素的代

謝活性が高く，強い筋力を発揮するが，短時間で疲労しやすい．脂肪は酸化的に分解されるので，ST 線維が主体となる緊張筋をいかに有効に働かせるかがポイントとなる．

指南 その28
> 運動不足により'しもふり症候群'になっている患者では，まず，歩行運動を開始する前に，簡単な筋力トレーニングから始める必要がある．外来を訪れる患者には診察時に，まずつま先立ち運動を，著者自身が正面で向かい合いながら，一緒に 30～50 回やらせることにしている．足腰の弱い（すなわち下肢筋と背筋が減弱している）患者では，10 回程度ですぐにふらついてしまうし，物につかまらないとできない患者も少なくない．また実際に 30～50 回やらせるとつま先立ち体操がかなり筋肉運動になることを患者自身が体感できるため，指導上かなり効果的である．

デパートの店員が 1 日中立っていると足の太さが 13％程度むくみのために太くなるが，つま先立ち（p 114）を 5 分間やらせると 3％程度まで回復することが報告されている．

つま先立ちは，緊張筋の発育を促進するのみならず，筋肉のミルキングアクションにより下肢の浮腫を改善し，心臓の負担を減少させる．ミルキングアクションとは，筋肉の反復収縮により，静脈系を繰り返し圧迫し，静脈弁の働きにより，静脈血を心臓に送り返すのを助ける作用のことで，心臓や血管の負担を軽減する．また下肢の緊張筋の運動は筋肉の筋紡錘を興奮させ，脳幹網様体賦活系を刺激して脳のボケの防止，記憶力のアップにも役立つ．

指南 その29
> 高齢者の患者では，歩行運動開始前に，まず，つま先立ち体操を 1 日 2～3 回，1 回 30～50 回ずつやらせることから始めている．特に足腰の弱い患者では物につかまりながら始めて，次第に筋肉ができてきたら手を離してやらせるようにしている．このつま先立ち体操は簡単なようであるが，継続させるのはなかなか難しい．そこで最近，患者に指導している方法は，パブロフの条件反射をうまく利用して，朝 1 回目と寝る前トイレに行ったら必ず 30～50 回のつま先立ちをするという方法である．かなり効果が認められるので，ぜひご自分でまず試みていただきたい．そして効果があるようなら，患者指導に取り入れていただきたい．指導する側がまず体でその効果を納得しないと，患者に説得力のある説明はできない．

つま先立ち体操ができるようになったら，筋肉トレーニングを併用させる．筋肉運動としては，歩く，走るなどの動的運動（アイソトニックトレーニング）と一定姿勢を保ち筋肉に可能な限り力を入れて筋収縮を一定時間保たせる静的運動（アイソメトリックトレーニング），さらに筋肉の柔軟性を保つ体操を組み合わせて行うと効果的である．静的運動の持続時間は，ヘッチンガーの理論（ドイツの運動生理学者ヘッチンガー教授の筋力増強理論で，1回7秒間アイソメトリック運動を実施すれば，筋力は確実に増強し，それ以上時間を延ばしても効果に変わりがないというもの）により，1回7秒程度で十分であることが明らかになっている．

> **指南 その30**
> 静的運動としては，中京大学教授の湯浅影元教授の考案した全身の筋肉運動をうまく組み合わせた7秒間体操を著者自身も毎日3セットずつ実行し，その効果を体験ずみであるので，患者にも勧めている．体操はラジオ体操（朝の時間できない人にはCDがあるのでそれを購入させ，自分の都合がよい時間にやらせている）が決まった時間にでき，高齢者でも小さいときにやって体が覚えているので継続しやすい．

これらの筋肉トレーニング継続の秘訣として，著者は，患者に血糖自己測定用のノートを渡し，それにつま先立ち体操，7秒間体操，ラジオ体操，歩行時の歩数を毎日記載させ外来受診時に持ってこさせ，2枚つづりの1枚をカルテに添付するようにしている．しかしあまり厳しい運動計画は要求水準が高すぎて継続できないことが多いので，患者と話し合いながら，無理のない程度から始めることが大切である．運動計画の作成に患者自身に参加させることが，運動治療継続の動機付け強化に有用である．

動的運動に関しては，心臓への負担を考慮すると50歳以上の人ではジョギングよりもウォーキングがよい．なぜウォーキングが有効かというと，第一に，全身の筋肉の2/3が下半身や腰にあること，第二に，これらの筋肉に緊張筋線維が多いこと，第三に，ジョギングに比べて心臓への負担が少ないことなどがあげられる．すでに述べたようにまず緊張筋がある程度できてから始めるのがよい．外来患者の多くが，忙しくて歩く時間がないという．家に帰ってからのウォーキングは運動が好きな人や意思が強い人でないとなかなか継続は困難で

ある．

指南 その31
　それを考慮すると，効果的なウォーキングは，男性では通勤，女性では買い物の時間をうまく利用することである．最寄りの駅までバスで行っていた人や車で送ってもらっていた人は歩いて行くとか，駅前に住んでいる人でもいくつか先の駅まで歩くとか，主婦でも，一つ先の駅の安いスーパーで買い物をするとか，ちょっとした工夫でいくらでもウォーキングの時間を持てるものである．そして浮いたバス代，定期代や安い買い物で節約できるお金をためて，リッチな食事やまとまった通常はもったいないと手がでない買い物に使うなどの労働報酬心理に訴えるのもウォーキング継続には効果的である．

E．運動の強度と頻度

　運動強度に関しては最大運動強度の40～60％の運動を1日60分程度実施することが，これまで明らかにされている種々の研究結果（ST線維の酸化能の増大が最大になる強度および持続時間は，最大運動強度の40～60％で60分までで，時間の延長に応じて効果が増大する）から推奨されている．運動強度の目安としては，脈拍数で表す方法が便利である．最大運動強度の40～60％の運動に相当する脈拍数は，20～30代では110～135/分，40代では105～130/分，50代では100～125/分，60歳以上では100～120/分程度が目安となる．
　運動負荷により血液循環需要が増加すると，若年・壮年者では，脈拍数の増加で対応し，年齢が高くなると血圧の上昇で対応するようになる．高齢者では動脈硬化に伴い洞性徐脈がみられることが少なくない．このような場合，激しい運動をすると脈拍は増加せず，血圧が上昇してしまうので注意しなければならない．
　至適運動量の目安としては，運動直後の疲労度，発汗の程度や運動実施後の食欲の程度，睡眠障害の有無，仕事への意欲なども参考になる．

> **指南 その32** 運動の頻度に関しては，もっとも効率のよいのは，必ずしも毎日やることとは限らない．毎日やって効果が期待できるのは，せいぜい30代までである．40代，50代では，1週間に5〜6回，60歳以上では，2〜4回程度にした方がよい．その場合，運動効果は3日間持続するといわれているので，1週間に2回の運動でも連続2日よりも週の半ばと週末のように間隔を空けてやるほうが効果的である．

　糖尿病患者で連日の運動の継続により，筋肉痛が生じたり，疲労が蓄積してきたりした状態で血糖測定を行うと，運動療法開始前と比較して低下していないことがある．これは，過度の運動による身体的，精神的ストレスのためと考えられる．このような場合，数日の運動の中断による休養により速やかな血糖降下がみられる．

　運動の蛋白代謝への影響を考えてみると，運動には，蛋白同化作用，異化作用の両方の作用がある．すなわち筋肉の合成と分解が運動によってもたらされる．10代，20代では同化作用の方が異化作用よりも強いので毎日の運動でも筋肉が活発に作られる．30代になるとこの同化作用と異化作用が同程度，40代〜50代になると同化作用が低下し，60歳以上になると同化作用はさらに弱くなる．

> **指南 その33** したがって，年齢を重ねるとともに，運動強度も運動の頻度も個人差はあるにしても，徐々に減弱させる必要がある．

F．メディカルチェック

　糖尿病，脂質異常，肥満などの生活習慣病の患者では，関節障害，心臓障害，腎障害などの種々の合併症を伴っていることが少なくない．したがって運動開始前に，問診，診察，血液・尿検査，眼底検査，安静時・負荷時心電図検査，胸部XP検査，腹部エコー検査などの十分なメディカルチェックを行っておく必要がある．

G. ウォーキングの実際

ウォーキング時の注意について述べておく．

①ウォーミングアップとクーリングダウンを忘れずに

　ウォーミングアップは，支配神経と運動筋との協調性を高めるために行う．中高年者では，この神経と筋肉の協調性が低下してきているので準備運動を少なくとも10分程度行う必要がある (p 114)．またウォーキング後には下肢や腰の筋肉や支配神経に疲労が蓄積しており，それを和らげ体をもとに戻すためにクーリングダウンも必要である．クーリングダウンも軽い柔軟体操などを10分程度行うのがよい (p 118)．運動後の筋肉疲労を取る足のマッサージ法もやっておいた方がよい．特に，足底の趾間の付け根部分を十分に指で押したり，もんだりしておく (p 120)．

②歩行時の身体の軸について

　身体の左右方向の水平軸を意識して，歩行時にはこの軸が上下にぶれないように注意する．また前後方向の水平軸を意識して，この軸が左右にぶれないように注意する (p 115)．

> **指南 その34**　背筋を伸ばし，胸を張り，あごを引き，頭の上から1本の綱で吊り上げられたような感覚で，お尻の穴を締める感じで歩く．

③足の着地の仕方

　足の着地は，踵からつま先の順になるようにする．ウォーキングの着地時に靴の音に注意してみるとよい (p 116)．

指南 その35 着地が正しくできていないときには，着地時にすれる音が聞こえる．正しい着地の時には，桐の箱をたたいたときのような音がする．特に雨の日や枯葉の上のウォーキングやサンダルで歩行してみるとそれがより強調されるので試していただきたい．

⑤脈拍測定の実際

運動強度は，歩行時の脈拍を参考にする．脈拍数は，20～30代では110～135/分，40代では105～130/分，50代では100～125/分，60歳以上では100～120/分程度が目安となる（p 117）．

⑤運動は，インターバルトレーニングの方法をうまく応用する

上記に述べた脈拍数でウォーキングを行う場合，高齢者では筋肉疲労が生じフォームが乱れたりして関節や筋肉を痛めたりすることがあるので，10～15分ごとに5分程度の休養をはさむ方が効果的である（p 117）．壮年者でも同様な場合があるので，個人の能力に応じた運動計画を立てたほうがよい．

⑥運動時の腕の振り方

運動時には，腕を内側から外方に，肘を後方に押し出すようにしてリズムを取って，それに合わせて足を前方に進めると歩きやすい（p 116）．

⑦足の蹴りは真下に

効率よく前に進むには地面に対する反発力，足の蹴りが強くなければならない．強く蹴り前に進むには，後方に強く蹴るというイメージを持ちやすい．しかし実際には後方に蹴ると速く歩けない．後方に蹴ると，反対の足が着地したときに後ろ足が残ってしまい，腰がひけてしまい，十分に蹴りの反発力が発揮できない（p 116）．

> **指南 その36** 速く歩くには地面に鉛直方向に，真下に蹴る必要がある．ウォーキング時，真下に蹴っても，体はすでに前に進み始めているわけであるから，前にしか進まない．前足を真下に蹴った瞬間に，後ろ足が追いつけば腰が自然に前に出て歩ける．

⑧靴にはお金をかけてよいウォーキングシューズを

　平地のウォーキング時でも体重の1.2～1.5倍程度の過重が加わるが，ジョギング時や下りのウォーキング時には体重の2～3倍の過重が加わる．

> **指南 その37** したがって，ウォーキング用に開発された通気性がよく，軽量で，靴底に着地時のショックを効率よく吸収する素材と構造を有する良質のウォーキングシューズの選択が，足の蒸れや，下肢や腰部の関節障害や筋肉障害の防止のためにも不可欠である．

文献

1) 大隈和喜：肥満症治療マニュアル（坂田利家，編）．医歯薬出版，p 103，1996
2) 鈴木正成：食生活をデザインする．講談社，1984
3) 成宮　学，池田義雄，Reaven Gm：運動及び高ショ糖食の糖尿病代謝に及ぼす影響．Peptide Hormones in Pancreas 7：159-164, 1986
4) 成宮　学，鏑木與善，他．果糖とエタノールの末梢組織糖利用ならびにインスリン感受性に対する影響．Peptide Hormones in Pancreas 13：226-229, 1993
5) 成宮　学，他：糖尿病の食事療法をめぐって―総エネルギー量とその組成．日本臨床栄養協会誌 3：134, 1987
6) 成宮　学，他：エタノールの末梢組織インスリン感受性に及ぼす影響．Peptide Hormones in Pancreas 8：158-162, 1987
7) Narimiya M, et al：The effect of ethanol on insulin secretion and glucose utilization in normal rats. Jikeikai Med J 41：345-356, 1994
8) Narimiya M, et al：The effect of ethanol on peripheral insulin sensitivity in the diabetic rats. Jikeikai Med J 40：383-387, 1993

Dr. 成宮 学の 実践 指 南 エッセンス
食べることが好きで運動嫌いの患者さんへ

目 次

1 当院の工夫

外来診療 ……………………108
入院診療 ……………………108
教育・研究 …………………109
その他 ………………………109

2 運動の実際

chapter 1 つま先立ち体操 ……114
chapter 2 歩行の軸 …………115
chapter 3 運動時の腕の振り方
　　　　　　……………………116
chapter 4 歩行の実際 ………117
chapter 5 脈拍測定の実際 ……117
chapter 6 インターバルトレーニング
　　　　　　……………………118
chapter 7 運動終了時のまとめ 118
chapter 8 居残り特訓 ………119
chapter 9 足のマッサージ ……120
chapter 10 肩凝りをとる体操 …121

3 運動の効果

小人数個別運動指導の血糖改善効果についての検討 …………………122

4 食事指導

1. 糖尿病教育入院において，デジタルカメラ導入の効果 ………124
2. 盛り付け指導による効果 ……126

5 症 例

1. 外食が多く自炊ができない独身男性の例 …………………………128
2. 仕事上のつきあい，飲酒の機会が多い男性の例 …………………132
3. 甘いもの・果物が好きな主婦の例
　　…………………………………136

6 ITを糖尿病診療にいかに生かすか

1. 自己測定による意識改革 ……139
2. コンピュータを治療に生かす
　　…………………………………139
3. ITによる「共治」の試み ……141
4. 4・1システム …………………142
5. なぜネットワークなのか ……142
6. ネットワーク化の課題 ………143

当院の工夫

　糖尿病・肥満は，生活習慣病の一つにあげられ，日常生活のわずかなゆがみの積み重ねによって生じる．したがってその治療の基本は，食事・運動療法となるが，糖尿病・肥満の患者の多くは，食べることが好きで，運動嫌いである．したがってサイエンスに基づいた医学の実戦のみではなかなか治療の継続が容易ではない．やはり'わかっちゃいるけどやめられない'人間の弱さを前提にした治療，メンタルケアを加味した治療が不可欠と考える．当院では，'浮き輪に頼らず，泳げない人が水と格闘しながら泳げるようになり，泳げる喜びが味わえる'ように，食べる楽しみ，体を動かす喜びを患者さんが再発見し，日常生活のゆがみを修正できるようになることを目標にしている．

1．外来診療

　再診は予約制としてできるだけ患者の待ち時間を少なくなるように努力している．診療は主に糖尿病を中心にした代謝疾患に加え肥満外来も開設している．さらに甲状腺疾患をはじめとする内分泌疾患も担当している．

　また，当科は糖尿病患者の入院指導とともに病診連携にも力を入れ，4・1システム方式と呼び，当科を退院後は自宅近隣の診療所に通い検査と投薬を受け，当科には4ヵ月に1回受診し専門的な検査，運動・食事指導などの実施と治療法の検討を行い，病院と診療所がそれぞれの持ち味を生かした有機的なつながりを目指している．

2．入院診療

　糖尿病の入院指導に関しては，2週間の教育入院と1ヵ月前後の糖尿病治療入院の二段構えで臨み，医師・看護師・薬剤師・栄養士・検査技師の各スタッフがそれぞれの担当分野について直接指導を行うほか，眼科医・皮膚科医などの協力を得て，糖尿病合併症についてのチェックを行うとともに良好な血糖コントロールが得られることを目標としている．加えて，糖尿病壊疽・糖尿病性神経障害などの治療にも積極的に取り組み，プロスタグランジン療法などを取り入れ成果をあげている．また，5・2システム方式と呼び，5日を病院で，週末2

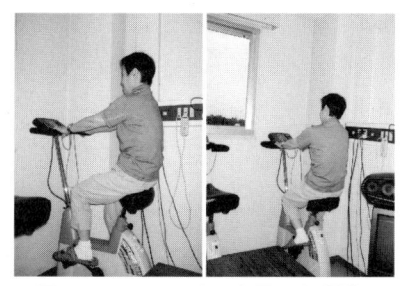

図1 エアロバイクを用いた運動 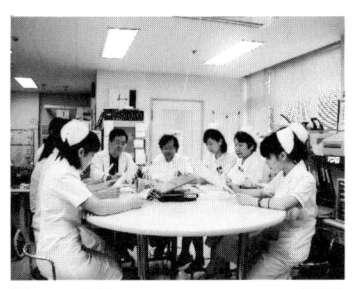　　図2 病棟でのカンファレンス風景

日を外泊とし病院で学んだことを自宅の環境でいかに生かすかを体で学ぶようにするシステム方式を開発し，実践している．

また，2週間の教育入院には，表1，表2に示したようなクリニカルパスを導入している．

3．教育・研究

当科は，糖尿病学会認定教育指導病院として，糖尿病専門医，糖尿病療法士の育成にあたり，また国の糖尿病・内分泌疾患の政策医療の推進施設でもあり，その成果は，毎年，糖尿病学会・内分泌学会などの関連学会に発表している．

4．その他

外来・入院患者と家族を対象として「聴講自由」の形で毎月8回の糖尿病教室も行っている．

また，高度先進医療の導入の一端として，人工膵臓の稼動をスタートさせ，インスリン感受性試験を実施，さらにサーモグラフィーを用いた下肢血流動態の分析など行っている．

また血糖自己測定にコンピュータを用いた画像ソフトを取り入れ，IT導入により診療効果を高め（p 139），ペン型インスリン注射・CSIIによるインスリン強化療法も実施している．

運動療法に関しては，スタッフが患者とともにウォーキングを実施し，'体で覚える運動療法（p 114）'を指導している．さらに基礎筋力の育成のためにエアロバイク室（図1）を病棟内に用意している．食事指導に関しても食事盛り付け指導（p 126）やデジカメを用いた指導（p 124）などIT導入も実施している．

表1 糖尿病2週間コース入院用　クリニカルパス

主治医サイン _____　リーダーサイン _____

日付	/( ) 入院当日	/( ) 2日目	/( ) 3日目	/( ) 4日目	/( ) 5日目	/( ) 6日目	/( ) 7日目
病日	□E-( )	□10時 個人栄養指導① （栄養指導室）□	□腹部エコーのため 朝食待ち				
食事		□運動開始：30分×3回 □15時 医師と運動療法					
運動							
薬剤	□14時 薬剤指導① （ビデオ室）□ □持参薬確認（有・無） ・ ・ ・ ・					□トレランG 1本□	
検査 他科受診	□15時30分～ EKG・NCV （心電図室）□ □血糖測定(14:00, 15:30)□	□採血（血液・血清・生化・糖 凝固・感染・SRL)・尿・便□ メディセーフテーゲス□ (7:00, 10:00, 11:30, 14:00, 15:30, 17:30, 20:30)	□AM 腹部エコー （エコー室） □BS測定 7:00 11:00 17:00 20:30			□75gGTT□ □5時～蓄尿 (尿蛋白・尿糖定量）□ □PM 胸腹部X-P□ □BS 7:00 11:00 17:00 20:30	□5時～蓄尿 (Ccr・SRL・生化)□ □PM 眼科受診□ □BS 7:00 11:00 17:00 20:30
指導 教育 説明	□11時 教育入院オリエン テーション（ビデオ室） □12時45分 医師面接・ プレテスト（ビデオ室） □19時 ビデオ鑑賞①	□体脂肪測定① □19時 ビデオ鑑賞②	□11時 フットケア（ビデオ室） □17時 ビデオ鑑賞③ □外泊 自己トレーニング （　時　分）			□PM 外泊後の振り返り （看護婦・ビデオ室） □19時 ビデオ鑑賞④	□19時 ビデオ鑑賞⑤
その他 バリアンス					（　時　分）		
診断ラベル	# #						
Nsサイン							
部屋	氏名		年齢　　　歳	病名　糖尿病		担当看護婦	国立西埼玉中央病院 内分泌代謝内科

②

日付	/( )	/( )	/( )	/( )	/( )	/( )	/( )
病日	8日目	9日目	10日目	11日目	12日目	13日目	14日目
食事	□E-( )	□10時 個人栄養指導②(栄養指導室)□ □12時 盛りつけ指導(面談室)				□15時30分 栄養指導(ビデオ室)	退院
運動	□13時30分 看護婦と運動療法 □運動療法：30分×3回		□朝の運動はサーモグラフィーが終わるまで中止				
薬剤	□15時30分 ノボペン使用法説明(母親学級室)□ □16時 薬剤指導①(栄養指導室)						
検査 他科受診	□BS測定 7:00 11:00 17:00 20:30		□8時30分頃 サーモグラフィー (サーモ室)			□採血(生化)□ □メディセーフタッチス (7:00, 10:00, 11:30, 14:00 15:30, 17:30, 20:30)	□11時 体脂肪測定②□ □15時 看護婦より 退院指導(ビデオ室) □次回予約 (/) Dr. □IDカードを渡す
指導 教育 説明		□15時 日常生活指導(看護婦：ビデオ室)	□11時 フットケア(ビデオ室) □17時 ビデオ鑑賞⑧ □外泊 自己トレーニング (時 分)			□11時 ポストテスト (ビデオ室) □PM 外泊後の振り返り (看護婦・ビデオ室)	□19時30分 医師面接
その他 バリアンス	□19時 ビデオ鑑賞⑥	□19時 ビデオ鑑賞⑦	(時 分)			□19時 ビデオ鑑賞⑨	□19時 ビデオ鑑賞⑩ ENT伝・食伝□ □アンケートを渡す
診断ラベル	# #						□アンケートを 受け取る
Nsサイン							

部屋	氏名	年齢 歳	病名 糖尿病	担当看護婦	国立西埼玉中央病院 内分泌代謝内科

表2 糖尿病教育入院2週間コース日程表

- お食事は1日_____kcalです。
- 食事療法のために病院食以外は召し上がらないで下さい。
- 医師から許可のある方は2日目から運動療法を開始します。
  食後30分位休んでから、30分間平地での歩行運動を行って下さい。
- 栄養相談、盛りつけ指導のときは普段調理する家族の方も参加して下さい。
- 入院3日目からは1日4回(7時・11時・17時・20時30分)血糖測定を行います。

日時	時間	内容	場所
/(水)	10:00	検温、血糖測定を行います 入院までの経過をお聞きいたします 今まで飲んでいたお薬の確認をいたします	
	11:00	看護婦より教育入院についての説明をいたします	ビデオ室
	12:45	医師との面接、糖尿病の知識の確認をいたします	ビデオ室
	14:00	血糖測定を行います(メディセーフにて)	
	14:00	薬剤師から糖尿病の薬について説明いたします	ビデオ室
	15:30	血糖測定を行います(メディセーフにて)	
	15:30~	**心電図、神経の検査** (呼ばれてから、心電図室に下りて下さい)	心電図室
	19:00	糖尿病のビデオ鑑賞	ビデオ室
/(木)	朝食前 7:00~	**採血、検尿、検便(排便時)検査** **1日血糖検査**(1日7回血糖を測定します) ・パンフレット6ページに記載しましょう	
	10:00	栄養士による栄養相談を行います	栄養指導室
	11:00	体脂肪測定 ・パンフレット9ページに記載しましょう	処置室
	15:00	医師とともに運動療法を行います ・運動の出来る服装で集合して下さい ・運動後は水分を補給して下さい	池の前に集合
	19:00	糖尿病のビデオ鑑賞	ビデオ室
/(金)	午前中	**腹部超音波検査** ・朝から検査が終わるまでは、水は飲まないで下さい ・朝食は検査後に食べられます	1階超音波室
	11:00	足の診察 ・足に傷や水虫などがないか医師が確認いたします	ビデオ室
	17:00	糖尿病のビデオ鑑賞	ビデオ室
/(土)~ (日)		外泊 (自己トレーニング) ・週末は自宅でのトレーニングの為、外泊をします ・外泊中の過ごし方や食事内容をパンフレット (26~27ページ)に記入をお願いします	
/(月)	4:55~	**ブドウ糖負荷検査** ・7時の血糖測定は中止です。	
	4:55~	**腎臓の検査**(24時間の尿を袋にためてもらいます)	
	午後	レントゲン検査(呼ばれるまでお待ち下さい)	1階放射線科
	午後	看護婦と外泊後の振り返りをします	ビデオ室
	19:00	糖尿病のビデオ鑑賞	ビデオ室
/(火)	4:55~	**腎臓の検査**(24時間の尿を袋にためてもらいます)	
	午後	眼科受診(網膜症などの合併症がないかを検査します)	1階眼科外来
	19:00	糖尿病のビデオ鑑賞	ビデオ室

日時	時間	内容	場所
/(水)	13:00	看護婦と共に運動療法を行います ・運動の出来る服装で集合して下さい ・運動後は水分を補給して下さい	池の前に集合
	15:30	インスリン注射器の使用法説明を行います	2階母親学級室
	16:00	薬剤師から糖尿病の薬について説明いたします	2階栄養指導室
	19:00	糖尿病のビデオ鑑賞	ビデオ室
/(木)	10:00	栄養士による栄養相談を行います	2階栄養指導室
	12:00	栄養士より盛りつけ指導を行います	5階面談室
	15:00	看護婦より日常生活においての注意点を説明いたします	ビデオ室
	19:00	糖尿病のビデオ鑑賞	ビデオ室
/(金)	8:30頃	**サーモグラフィー**(呼ばれるまでお待ち下さい) ・朝の運動は検査が終わるまで中止して下さい	
	11:00	足の診察 ・足に傷や水虫などがないか医師が確認いたします	ビデオ室
	17:00	糖尿病のビデオ鑑賞	ビデオ室
/(土)〜 /(日)		外泊　(自己トレーニング) ・週末は自宅でのトレーニングの為、外泊をします ・外泊中の過ごし方や食事内容をパンフレット (26〜27ページ)に記入をお願いします	
/(月)	朝食前 7:00〜	**採血** **1日血糖検査**(1日7回血糖を測定します) ・パンフレット6ページに記載しましょう	
	11:00	糖尿病の知識の確認を再度行います	ビデオ室
	15:30	栄養士による栄養相談を行います ・外泊中の食事について振り返りをします	ビデオ室
	午後	看護婦と外泊後の振り返りをします	ビデオ室
	19:00	糖尿病のビデオ鑑賞	ビデオ室
/(火)	11:00	体脂肪測定 ・パンフレット9ページに記載しましょう	処置室
	15:00	看護婦より退院の説明をいたします	ビデオ室
	19:00	糖尿病のビデオ鑑賞	ビデオ室
/(水)	9:30	医師との面接をいたします	ビデオ室
	10:00頃	1階会計窓口で会計に呼ばれます コース入院の概算 　社会保険本人(2割負担):約10万円 　国民保険本人・社会保険家族(3割負担):約15万円 　老人保険:約5〜6万円	

chapter 1 運動の実際

つま先立ち体操

指南 その38

つま先立ち体操 下肢の筋力の低下している患者では，まず筋力アップの運動を行わせることが大切．

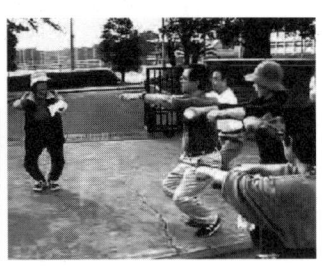

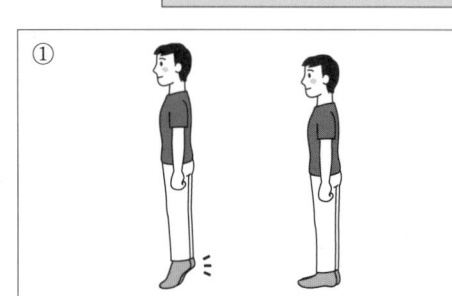

① 足の弱い人はつま先立ち体操，足のかかとを上げ，つま先で立つことを朝晩50回ずつ行い，筋肉をつける（筋肉が収縮するので足のむくみがとれる）．

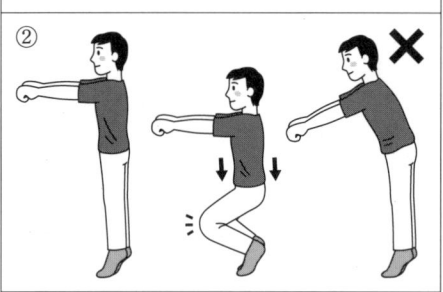

② つま先立ち体操が簡単にできるようになったら行う．
- 両手を前に出す
- 背すじを伸ばしたままひざを曲げる〔腰（背筋），太もも（大腿）の筋肉が強くなければできない〕．
- 上体が倒れるので，物を持つようなかんじで上体をおこす（最初はなかなかできない）．

最初は10回〜20回から始める．

③ 背筋を強める運動
- 腹ばいになり7秒間同じ姿勢を保つ（手と反対側の足を上げる）．
- 反対側も行う（手と反対側の足を上げ，7秒間同じ姿勢を保つ）．

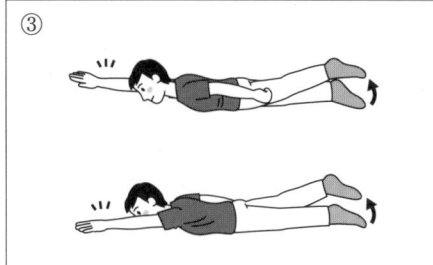

◆年をとって足腰が弱くなるのは，背筋，大腿筋，下腿筋が弱くなるため．

chapter 2 運動の実際

歩行の軸

指南 その39

歩行時の身体の軸 身体の左右方向の水平軸を意識して、歩行時にはこの軸が上下にぶれないように注意する。また前後方向の水平軸を意識して、この軸が左右にぶれないように注意する。

足の着地の仕方 足の着地は、かかとからつま先の順に。

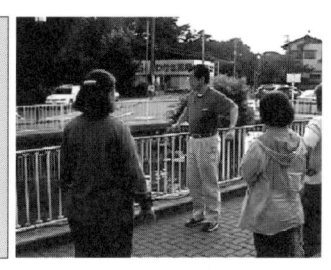

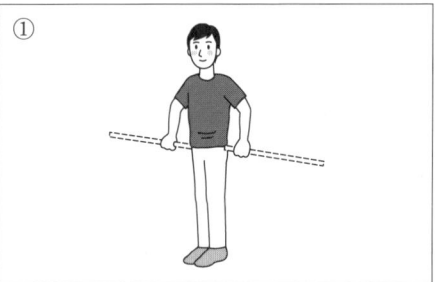

① 腰の左右に平行な棒があると仮定する。棒は常にまっすぐになるよう意識する。

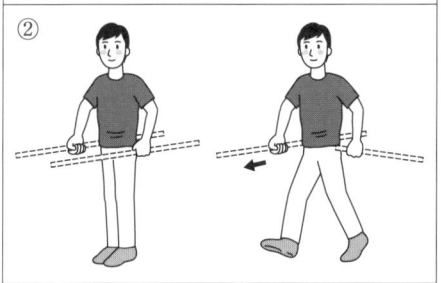

② 腰の前後方向にも棒があると仮定する。棒が上下しないように平行に動かそうと意識する。

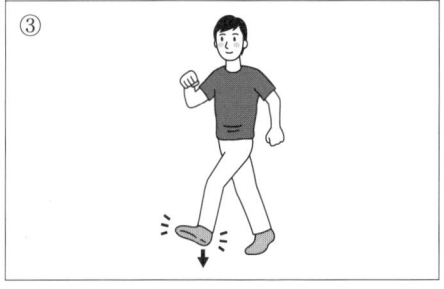

③ 着地はかかとから

◆歩き始めと終わりはゆっくりとウォーミングアップ、クーリングダウンをする。

chapter 3 運動の実際

運動時の腕の振り方

指南
その40

運動時の腕の振り方 運動時には,腕を内側から外方に,ひじを後方に押し出すようにしてリズムを取って,それに合わせて足を前方に進めると歩きやすい.

足の着地は真下 つちふまずのところで真下に足を蹴るつもりで.

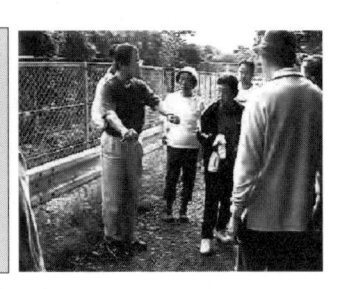

① 手を軽く振る(握りこぶしを持つ感じ).
② ひじを蹴るような気持ちでリズムをとりながら腕を振る.
③ 腕はまっすぐ振るのではなく,内側に入れる.

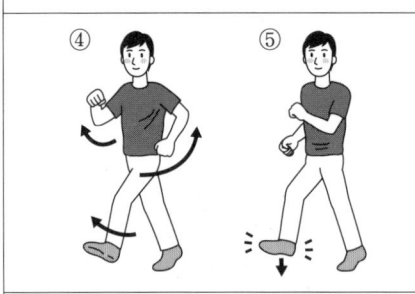

④ ひじを蹴るとき足を蹴る.
⑤ 着地は真下に(つちふまずのところで足をおろすつもり→効率よく前に進む).

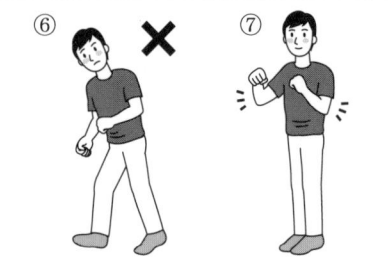

⑥ 足にばかり気をとられていると前かがみになる.
⑦ 腕を意識する.

chapter 4 運動の実際

歩行の実際

指南 その41
・ウォーキング開始前にウォーミングアップを忘れずに．
・ウォーキング時には，フォームに気をつけて．
・慣れてきたらまわりの自然に目を向けて．

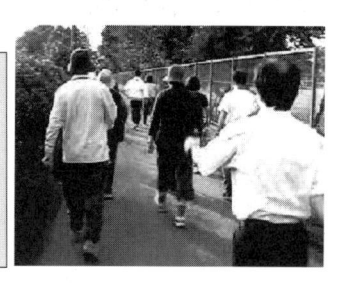

・ウォーミングアップに軽い柔軟体操などを，支配神経と運動筋の協調性を高めるために10分程度実施した後，ウォーキングを開始する．
・歩行時には，歩行の軸，腕の振り，足の蹴りなどを時々意識しながら，軽く汗ばむ程度のスピードで行う．
・慣れてきらた，まわりの自然に目を向け四季の変化を楽しみながら歩きたい．

chapter 5 運動の実際

脈拍測定の実際

指南 その42
・軽く汗ばむ程度の運動を．
・運動強度は，歩行時の脈拍を参考に脈拍が50〜60歳代以上では，120/分（最大運動強度の60％程度の運動に相当）前後の運動が効果的．

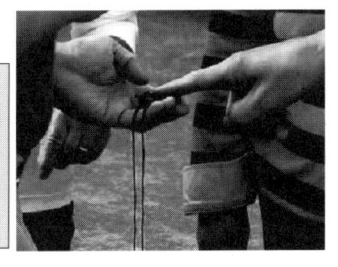

・運動強度は，歩行時の脈拍を参考にする．脈拍数は，20〜30代で110〜135/分，40代では105〜130/分，50代では100〜125/分，60歳以上では100〜120/分程度が目安となる．
・高齢者では，運動時に脈拍があまり増加せず，血圧が上昇することがあるので，呼吸か心拍の負荷をあまり感じない軽く汗ばむ程度の運動を目安にするとよい．

chapter 6 運動の実際 インターバルトレーニング

指南 その43
・正しいフォームが維持できるように歩くことが必要．
・運動は，インターバルトレーニングの方法をうまく応用する．

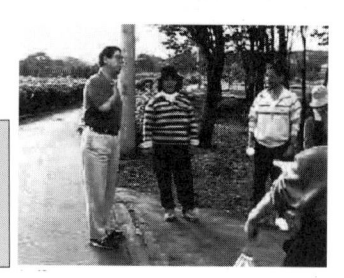

・必ず休みながら歩くこと．
・あまり運動習慣のない人が，まとめてスピードを出して30分も歩くと心臓がおかしくなる．
・少し休んでまた歩くインターバルトレーニングが必要．
・歩くときに長い距離を一気に進むと筋肉が疲れているのでフォームが崩れる．
・自分の疲れない距離で（筋肉の疲れない範囲の距離を）少し速足で歩き，少し休むを繰り返す．
・一気に歩こうとするとフォームが崩れてしまい，悪い癖がついて関節に負担がかかり腰やひざを痛める．
・ほどほどに休みながら基本のフォームを意識しながら歩く．

chapter 7 運動の実際 運動終了時のまとめ

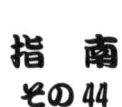

指南 その44
運動終了時のクーリングダウンを忘れずに．

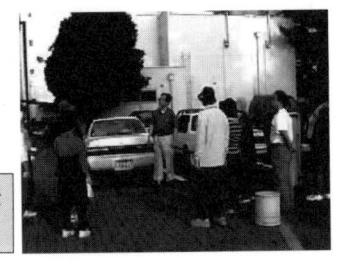

・ウォーキングは心臓があまりドキドキするようだと心臓に負担がかかる．時々休みながら歩くこと．
・運動終了時には，クーリングダウンを忘れずに行う．ウォーキング後には，下肢や腰の筋肉や支配神経に疲労が蓄積しており，神経・筋の興奮を和らげる必要がある．軽い柔軟体操などを10分程度やるのがよい．

chapter 8 運動の実際

居残り特訓

指南 その45

運動指導は，熱意をもって根気よく，繰り返し教え，患者の体が納得するまで行う．

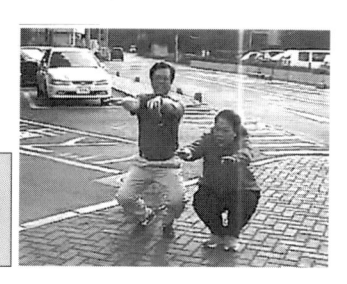

成　宮：「この体操できましたか？」
Aさん：「ええ，できました」
成　宮：「じゃあ，いっしょにやってみましょう．
　　　　太ももの筋肉ができないうちに歩くとよくないですよ．
　　　　まずは筋肉づくりから始めて下さい」
Aさん：「はい」

運動嫌いさんへ

　運動指導していて感じるのは，個人差が激しいことと，運動が好きでない人が糖尿病や肥満の人たちには多いということである．したがって指導は，可能な限り個別に，また目標は，初めは少し努力すればできるレベルに低く設定し，達成感を感じさせ，'やればできる'という自信をつけさせることが重要である．運動療法の話を学習会でいくら話しても，患者は頭で理解しても体がついていかない．要は肉体の延長線上で理解させることと，体を動かす喜びをいかに感じさせるかではないかと思う．そうすれば，患者は放っておいても運動量を自分で増し，継続していくものである．

chapter 9 運動の実際

足のマッサージ

指南 その46

翌日に足の疲れを残さないように足のマッサージを忘れずに.

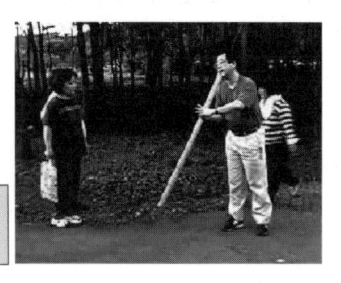

①足の指のあいだに手の指を入れて足の間をもむ.

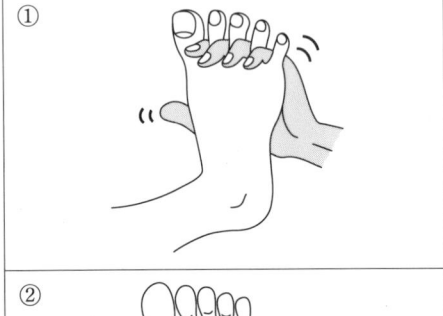

②足の裏のつぼを押す（足の裏はつぼが多い）.
- 押してみて痛いところは何か問題があるところなので押さない.
- 押して気持ちのよいところを手の親指で押す.

◆ 疲れがとれる.
◆ おふろに入ったあと行う.

chapter 10 運動の実際

肩凝りをとる体操

指南 その47

寝る前に簡単な肩凝り体操で，肩凝りを和らげよう．

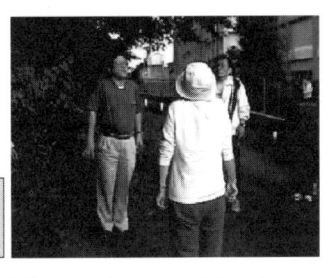

① 手をダラーンと垂らし肩をおもいきり上に上げ，上がったところで筋肉に力を入れたまま保ち7秒数える→手をダラーンとする．

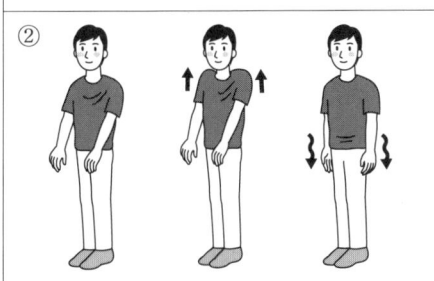

② 前に腕を出す．肩をおもいきり上に上げる，上がったところで筋肉に力を入れたまま保ち7秒数える→手をダラーンとする．

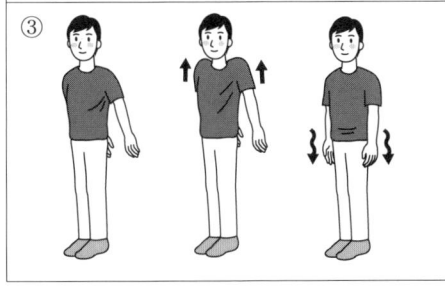

③ 腕を後ろにして，肩をおもいきり上げ，上がったところで筋肉に力を入れたまま保ち7秒数える→手をダラーンとする．

◆ 1日1回，①〜③を寝る前に行う．反対側の筋肉が逆に緊張するので肩凝りの原因となる対象筋の興奮が軽減し，薬を貼るより効果あり．

運動の効果　小人数個別運動指導の血糖改善効果についての検討

　2型糖尿病患者における，小人数個別指導による運動療法の血糖改善効果について検討した．

1．対　　象
- 2型糖尿病患者
- 当院に糖尿病教育目的に入院中
- メディカルチェックにて運動可能
- 主に，食事療法，運動療法にて血糖値をコントロール中

2．方　　法
- 実施時期：入院初期の連続した2日間，食後2時間の同一時間帯
- 運　動　時：歩き方の個別指導を実施
- 運　　　動：平地歩行
- 運動強度：心拍数100〜120/分
- 実施時間：30分間

3. 結　果

	安静時の血糖変化率（％）	運動時の血糖変化率（％）
①	1.775	41.39
②	37.01	49.11
③	33.33	45.45
④	12.58	41.32
⑤	43.61	53.3
⑥	−13.88	22.15
⑦	39.21	14.08
⑧	2.343	26.75
⑨	22.07	56.41
⑩	23.18	44.54
⑪	−9.756	26.38
⑫	28.42	39.81
⑬	47.2	63.49
⑭	5.188	52.92
⑮	24.08	37.35
⑯	21.27	28.03
⑰	37.07	45.85
⑱	31.15	56.31
平均値	21.4	41.3

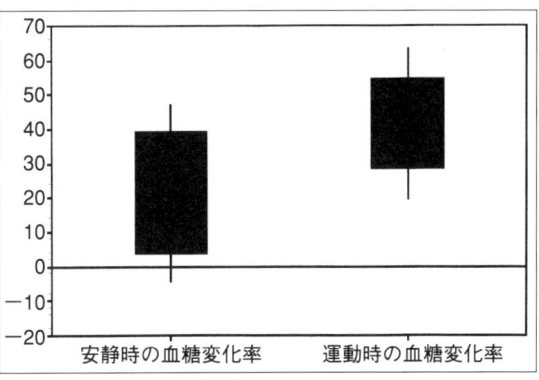

平均値と標準偏差

おもな感想の例
- 運動療法に対する考え方の変化
- 運動に対する意欲の向上
- 具体的な運動方法の習得
- 運動の効果を実感
- 今後の継続にも自信

まとめ
- 安静時の血糖変化率と運動時の血糖変化率には有意差が認められた（p値＝9.19*E-5）
- 患者の運動遵守の強い動機付けとなった

食事指導 1 　糖尿病教育入院におい

　病院食では写真で示したとおり，主食＋主菜＋副菜2品を揃えて食べるように指導している．主食は自分の指示量に従い，病院で食べている量をしっかり覚え，自宅でも主食だけは計量をするよう指導し，主菜に関しては1食1品程度としている．bの患者の食事をみると，魚に卵と蛋白源が多く食卓へ載っているのが目につく．男性でエネルギーオーバーとなっている症例においてよく見られるパターンである．また，aの患者の写真より，副菜2品は揃っているもののイモ類1品・野菜類1品となり，イモ類が主食と同じエネルギー源であるという認識がなく，野菜として食卓へ載せるという女性の患者によく見られるパターンである．このように，写真で判定すると，品数が多いとか切り身が大きいとか，目でみての確認がお互いにできるというメリットがある．第1回目の外泊食事チェックにおいて写真で示し，指摘すると，次回の外泊時にしっかり訂正した食事となり，自宅で自分なりにやっていた食事がきちんと指示量に相当した食事となって変化する．病院で出された食事を見て食べているだけでは学習しきれなかったところが，自宅で食事を実践してみてはじめてわかるところである．何事も実践に勝るものなしで，糖尿病の食事もわかっているようで，きちんとやっているつもりであるという患者が多い．しかし，記録で書いてくると書きもれがあったり，計量していないと実際の量が把握できなかったということがあり，エネルギーオーバーの理由が見つからないことがよくある．写真であると見えなかったものがよく見え，改善点が的確にお互いの理解のうえで指摘できるので，改善も早い．このような点で，写真を導入しながら指導をするということはわれわれ指導する側にとっては患者の食事の実態が見え，的確な指導ができるよい媒体である．

て，デジタルカメラ導入の効果

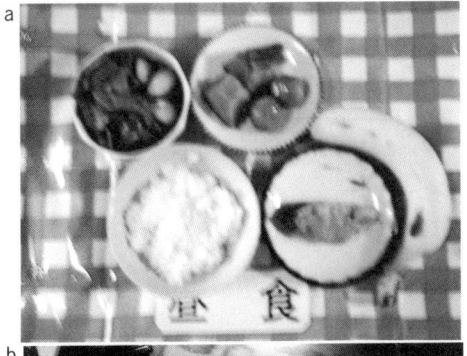

a

患者Aさんの昼食
ごはん　　　　105 g
鮭焼魚　　　　小1切
煮　物（里芋・かぼちゃ）小鉢1つ
サラダ（レタス・きゅうり）皿1つ
バナナ　　　　1本
　　　　　　　　　488 kcal

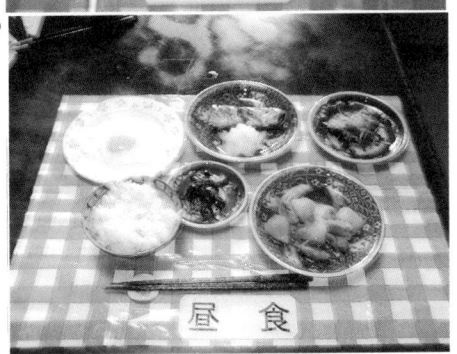

b

患者Bさんの昼食
ごはん　　　　200 g
目玉焼　　　　1ケ
さんま焼魚　　1/2切
煮　物（ポテト・玉ねぎ）大皿1つ
ほうれん草浸し　　　　小皿1つ
酢　物
（きゅうり・ワカメ）　小皿1つ
　　　　　　　　　688 kcal

患者の自宅での食事

病院食
ごはん　　　　　100 g
さわら西京漬　　30 g
添えやさい
　{ しめじソテー（しめじ 35 g）
　{ 甘酢生姜
若竹煮
（生ワカメ 7 g　ゆでたけのこ 90 g）
小松菜浸し（小松菜 45 g）
グレープフルーツ　1/2個
　　　　　　　　　412 kcal

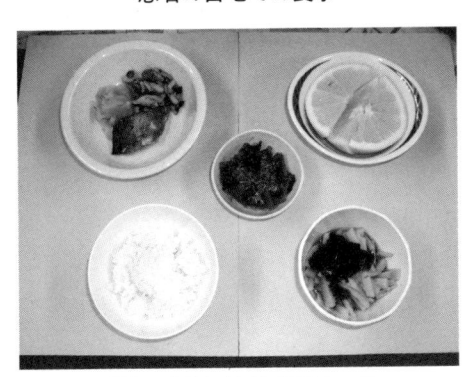

病院の食事（1日 1200 kcal）

食事指導 2　盛り付け指導による

　盛り付け指導においては，実際に自分の量を確認してもらうために男女を問わず，実施している．主食のごはんについては，容器が変わるだけでかなり見た目が変わるという学習である．いつも食べている器であれば大体の量がわかるが，弁当の容器であったり，外食であったり，おにぎりであったりと入れる容器の変化により，かなりの重量差となる学習である．だいぶ長い食事療法歴のある人であっても，時々ごはんをはかりに載せることは継続していただきたいと思う．次に主菜の重量であるが，魚や肉は焼いたり，煮たりすることによりかなりの重量差が生じる．食品交換表に載っているのは，生の重量であるという確認と，調理によってどのように変化するかを自分の目で確かめてもらうために行っている．重量的には調理後は軽くなるので，調理後の重量を測ったのでは食べ過ぎてしまうという学習である．次に副菜の野菜であるが，盛り付け指導の半数以上の方が自分の家では量的に不足だったと反省しているが，野菜を毎食2皿位という指導のなかで実際この皿に何gという形で計量すると，実感できると思う．

　このように，男性であっても，盛り付けに参加し，重量的に学んでもらうことにより，外食や宴会での食べ物の選択や量について参考になり，間違った選択や食べ過ぎを防げる利点はある．また，調理担当者が患者の場合では，目分量であったものが，計量して調理しなければという視点に立てるということである．男女いずれにしろ，実際に盛り付け指導をすることにより，講義とは別に実践で身につくことが大きいと思う．実際，当院においては，盛り付け指導後に2回目の外泊で食事チェックを行っている訳であるが，2回目の食事はほとんどの方が自分の指示エネルギーの範囲以内で食事記録を記し，野菜の量も1回目より豊富となり，主食の計量もするようになってくる．このようなことから，糖尿病の教育入院において盛り付け指導を行うことは，実際の自宅での食生活に通じるものであり，効果的であると考える．

　右図に盛り付け指導の様子や食べている様子の写真を掲載した．計量は真剣

効果

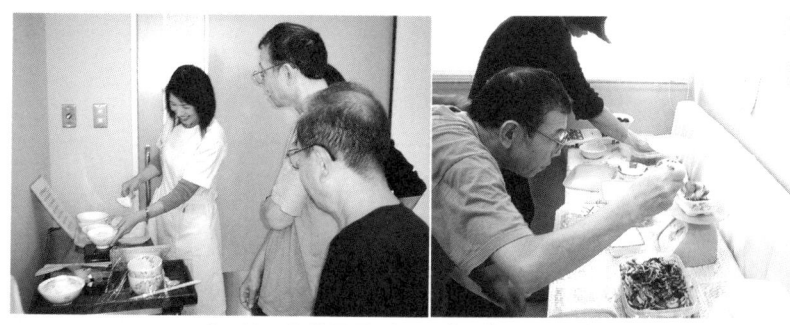

盛り付け指導風景（1人ずつ盛りつける）

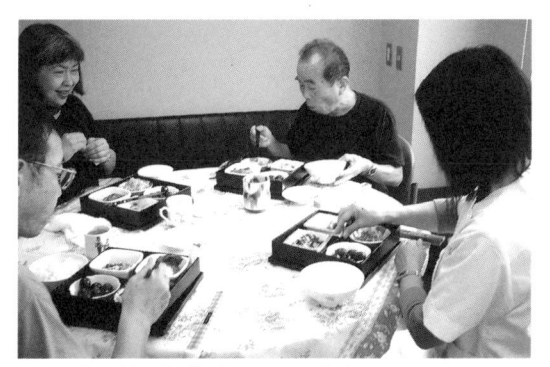

盛り付け指導が終わった食事のひととき

患者さんの本音

- 頭ではわかっていてもおかずを食べすぎることがある．
- 家族のものがケーキやまんじゅうを食べているのを見ると，自分も食べたくなってしまう．
- つきあいの席で飲酒制限がゆるむことがある．
- くだものが大好きで，ぶどうやメロンがあるとつい食べてしまう．

そのものであり，食べている時は緊張もとれ，外泊時に困ったことや退院後にどのように継続させるかという話題で盛り上がるのであるが，いつも楽しく，いろいろな話題が飛び出す．指導者にとっても本音が聞かれる楽しい指導である．

症例 1　外食が多く自炊ができ

35歳，男性，設計技師，独身
家族歴：父親が糖尿病
現病歴：残尿感にて当院泌尿器科を受診．検査にて膀胱炎と診断される．この際，検査にて尿糖陽性を指摘され，当科紹介受診となる．外来受診時，空腹時血糖値 167 mg/dl，HbA$_{1c}$ 8.8%で糖尿病と診断した．会社の検診では前年まで尿糖検査で異常を指摘されていない．自覚症状としては，数年前より時々こむらがえりがみられていた．過去の体重の推移は20歳代前半が73 kgで，その後，徐々に体重が増加し，28歳時に最大体重97 kgまで達した．減量により1年後に 90 kgまで減少し90 kg前後に維持されていたが，数年前より徐々に体重が減少した．

身体的所見：身長 180 cm，体重 86.1 kg，脂肪率 32.4%，BMI 26.6，体温 36.4℃，血圧 114/64 mmHg，脈拍 72回/分・整，呼吸 22回/分・整・深さ正常，胸部打聴診上特記すべきことなし．腹部肝2横指触知，脾，腎触知せず．下腿浮腫認めず．腱反射の低下なし．振動覚の低下なし．

治療の考え方：糖尿病の食事・運動療法は短距離走ではなく長距離走であり，いかに長続きさせるかが問題となる．治療の当初は本人も緊張しておりこちらが厳格な治療を指示すると一応その指示を試みるが，時間が経つに連れて緊張がとれ指示を守らなくなることが多い．特に今回の症例のような会社勤務の独身男性の場合，仕事を理由に食事・運動療法の指示を守らないことが多々ある．このような例では患者のライフスタイルをよく調べて現実的に対応するほうが成功する可能性が大きい．

今回の症例は独身男性で食事はほとんど外食で自炊ができないケースであった．朝食はコーヒーのみ，昼食は会社の近くの飲食店ですませ，夜は毎日残業が多く店屋物が多かった．また会社への通勤は車で日常生活で歩くことが少な

ない独身男性の例

く，万歩計を用いて1日の平均歩数を調べてみると3000歩前後であった．
　外食は，カロリー摂取も過剰となり，栄養のバランスも偏りやすいため，自炊をし，弁当を作るようにさせるのが望ましい．また定期的な運動を行うようにさせたい．しかしこのような症例ではそのような通常の指導を行っても失敗することが多い．食事に関しては，時には外食を前提にしてメニューを考えたり，運動に関しても，通勤は車を止めて電車やバスにし，通勤で歩く時間を増やしたり，朝夕のトイレでのつま先立ち体操をやらせたりする工夫が必要となる．

　治療の実際と検査：検査成績では，空腹時血糖値 167 mg/dl，HbA$_{1c}$ 8.8% とコントロール不良な糖尿病で，75 g 経口ブドウ糖負荷試験は糖尿病型を示し，インスリン反応は遅延増大型であった．ブドウ糖負荷試験は糖尿病の診断に加えて，インスリン分泌能を知るうえでも必要であり，著明な高血糖の場合以外は，年1回程度実施し，耐糖能とインスリン分泌能の変化をみていきたい．また検査所見で脂肪肝の存在が明らかとなった．身長 180 cm，体重 86.1 kg，脂肪率 32.4%，BMI 26.6 と肥満傾向があり，それがこの患者の糖尿病の発症と増悪ならびに脂肪肝の合併に関与していると考えられる．
　食事のカロリーは，標準体重 1 kg あたり 28 kcal，1 日 2000 kcal を目安とした．まず朝食をしっかりとるように指導した．昼食は，近くのスーパーで豆腐，納豆，煮豆などの豆類，焼き魚，煮魚，刺し身などの魚類，おでん，野菜の煮物，サラダ，海藻類，ごはん，パンを購入させ，肉類，揚げ物，てんぷら，炒め物を極力避けさせた．また会社の近くに寿しの販売店があるので1週1回は寿しを買わせた．さらに食事に多様性を加えるため1週2回程度外食を許可した．そこで近くの飲食店を調べてみると，中華料理店，ラーメン屋しかなく，蕎麦屋は会社から徒歩で20分のところに1軒あるのみであった．そこで1週1回は運動療法を兼ねて蕎麦屋に行かせ，1回は中華料理店，ラーメン屋でタンメ

ン，野菜炒めなどを摂らせ，野菜を摂る手段として用いるようにさせた．夕食も同様にさせ，特に外食では丼ものを避けさせた．

　運動に関しては，通勤を上手に運動の手段として用いるようにさせた．すなわち通勤は車をやめさせて電車通勤とさせ，会社から最寄りの駅まで徒歩で20分あまりかかるので，これをウォーキングの時間として利用させることにした．さらに，朝夕のトイレでのつま先立ち体操に加えて，普段できるだけ階段を使うなど積極的に日常生活の中に運動を取り入れるようにさせた．その結果，1日の運動歩数は8千〜1万歩程度まで増加した．

治療の経過と検査データの推移：この患者の場合，食事と運動の目標をライフスタイルに基づき，かなり現実的に設定したため，あまり精神的に負担にならずに実行できたようである．その結果，空腹時血糖値は4カ月で167 mg/dlから118 mg/dl，HbA_{1c}は8.8％から6.3％まで低下した．体重も86.1 kgから82.6 kgまで減少した．さらに興味深いことは，脂肪計で体脂肪の推移を調べてみると，体脂肪が27.9 kgから23.3 kgまで減少したのに対し，除脂肪量は減少せず，58.2 kgから59.3 kgとむしろ増加傾向を示したことである．これは食事内容の改善に加えて運動量の増加により骨格筋が増えたためと考えられる．体脂肪量が減少すると体重負荷が低下するため，仕事量が減り，骨格筋量も減少してくる．したがって体重減少時にもし骨格筋量が減少しなければそれは骨格筋量の相対的な増加を意味するわけで，今回の症例では骨格筋は間違いなく増加したと考えられる．

　食生活もかなり改善され，以前と比べて食事量も減少し，これまでのようなこってりしたものの摂取も減少してきた．運動に関しても，通勤で歩くようになり1日の歩数も増え，体重が減少した結果，最近では運動に対して積極的となり筋肉アップのトレーニングも併用するようになった．

他の治療の選択：外来にこのような患者がきた場合，原則的には食事療法と運動療法を徹底させる．すなわち，食事もできるだけ自宅で作ったものを摂らせるようにし，昼は外食を避け弁当を持って行くように指導する．外食は糖尿病患者の血糖コントロール不良の原因となる場合が多い．外食やスーパーで

売っているおかずは味付けが濃く，砂糖，塩，醤油，油を多く摂ってしまう結果となることが多い．女性はもちろん，男性の場合でも妻帯者や自炊の経験のあるケースではそのような指導を極力行う．問題は今回のケースのような自炊能力のない独身男性の場合である．このような場合，通常の指導を行ってもうまくいかないことが多い．このような例では今回のように外食を前提としてそのなかでいかにうまく実行させるかを考えてみることも必要ではないかと考える．配偶者を亡くした高齢男性でも同様なケースを最近数例経験している．

　治療で第一に問題となるのは，いかにして患者自身に能動的に治療に参加させるかである．医師や栄養士が指示することに患者が受動的な態度で臨んでいる限りなかなか治療は成功しない．このよい例が糖尿病や肥満の治療で入退院を繰り返す患者である．なぜ入退院を繰り返すかといえば，その理由は患者が治療に対して受動的なためである．病院に入院中，患者は食事は決まったものを食べ，運動も指示のようにやればよく，治療が受動的となる可能性が大きい．ところがひとたび退院して自宅に帰ると食事も運動もすべて本人にまかされるわけで両者のギャップが問題になる．

　患者に能動的に治療に参加させる第一歩は，動機づけをいかにうまくつけるかにつきる．いったん治療の動機づけが成功すれば，後は慣性の法則により治療は継続する．そこに上手な指導を随時はさんでいけば加速度効果が加わり治療効果は上がってくる．したがって今回の例のような場合，治療当初，患者に対して根気よく対応し，まず現実的にあまり患者の負担にならないことから始めるのがよいと考える．治療計画を患者と一緒に立てていくと，患者は治療に能動的な態度で臨むようになる．

症例 2　仕事上のつきあい，飲

65歳，男性，会社経営

家族歴：家族に糖尿病なし

現病歴：都内より所沢に転居し，糖尿病の治療継続のため近医を受診するも血糖コントロール不良のため，当科紹介受診となる．外来受診時，空腹時血糖値188 mg/dl，HbA$_{1c}$ 12.2%と糖尿病コントロール不良であった．10年前，検診で初めて糖尿病を発見され，当初は食事療法と運動療法で治療していたが，3年前よりグリベンクラミド2.5 mg/日の投薬を受けている．自覚症状としては，数年前より下肢のしびれ，こむらがえり，半年前より口渇，多飲，多尿が出現している．過去の体重の推移は20歳代前半が55 kg前後で，以後徐々に体重が増加し，30代前半に最大体重63 kgまで達し，その後体重が維持されたが，半年前より体重が減少し，半年間で5 kgの体重減少をみた．

身体的所見：身長163 cm，体重58.2 kg，脂肪率20.2%，BMI 21.9，体温36.5℃，血圧155/94 mmHg，脈拍68回/分・整，呼吸24回/分・整・深さ正常，胸部打聴診上特記すべきことなし．腹部肝，脾，腎触知せず．下腿浮腫なし．腱反射の低下なし．振動覚のやや低下．

治療の考え方：今回の症例における血糖コントロール不良の原因として飲酒が浮かび上がってきた．仕事上夜の付き合いが多く，その際の飲酒と食事が血糖悪化に大きく影響していた．糖尿病のコントロールという観点からすれば，もちろん禁酒させ，夕食は自宅で摂らせるのがよいことはいうまでもないが，今回のような症例ではそれは実際に即さないかなり非現実的な方法である．このような場合，飲酒の機会を前提にしていかに取り組むかを考えてみることも時には必要となる．本書ではこのようなシチュエーションでの飲酒と食事の実際を，症例を通じて考えてみることにする．

酒の機会が多い男性の例

　治療と検査の実際：検査成績では，空腹時血糖値 188 mg/dl，HbA$_{1c}$ 12.2%とコントロール不良な糖尿病で，75 g 経口ブドウ糖負荷試験は糖尿病型を示し，インスリン反応は低反応であった．しかし尿中 CPR は 148 μg/日と，インスリン抵抗性に伴うインスリンの過剰分泌が示唆された．ブドウ糖負荷時のインスリン分泌が低反応を示したのに対して，尿中 CPR 1 日排泄量は増加しており，両者は一見矛盾しているようにみえるが，これは後者が通常の食事刺激に対するインスリン分泌を反映するのに対して，前者はブドウ糖単独刺激によるものを意味しているためと考える．Unger らの報告でも血糖値が 115～200 mg/dl の間ではブドウ糖刺激に対するインスリン分泌は低下しているが，アルギニンなどの他の刺激に対するインスリン分泌は不変か逆に増加していることが明らかにされている．

　この患者では，血中尿酸値が 7.4 mg/dl とやや高値を示し，さらに血中総コレステロール 257 mg/dl，中性脂肪 249 mg/dl と高脂血症がみられ，血圧も 155/94 mmHg と高めで，いわゆるインスリン抵抗性症候群といわれる病態の存在が強く疑われる．体重に関しても BMI 21.9 と標準体重であるのに対して脂肪率 20.2%と体重のわりに脂肪量が多い傾向がみられた．最近ではこのよう病態が動脈硬化の進行に深く関与していることが明らかにされている．この患者でも負荷（ダブル）ECG 陽性で，眼底所見は H$_2$S$_2$ と動脈硬化性変化が強く認められた．この患者では血糖コントロールの乱れの原因として夜の付き合いが大きな部分を占めていた．しかし患者の現実的な状況では通常の指導は守られないことは明白である．そこで夜の外食と飲酒を前提としていかに取り組むかに指導の中心を移した．まず食べ物に関しては，揚げ物，てんぷら，肉類を避け，焼き魚，刺し身などを選択し，また緑黄色野菜，豆腐，豆類を積極的に摂るように指導した．さらにアルコールに関してゆっくりと時間をかけ，少量を味わいながら飲むようにし，惰性で飲まないように指導した．スナックなどに行った時もつまみに特に注意をはらい，ピーナッツ，チョコレート，フルーツ，

チーズなどを避け，野菜のスティックなどで済ませるようにアドバイスした．

治療の経過と検査データの推移：患者は飲酒と外食に対してかなり前向きな態度で取り組み，食事内容も改善し飲酒量も減少した．その結果，空腹時血糖値は2ヵ月半で188 mg/dlから118 mg/dl，HbA$_{1c}$は12.5%から8.7%まで低下した．血中総コレステロール，中性脂肪，尿酸も低下した．尿中CPRは依然として高値を示した．前回施行時より1ヵ月半後の75g経口ブドウ糖負荷試験の成績では，耐糖能とインスリン分泌の改善傾向を認めたが，インスリン反応は遅延増大型を示した．

他の治療法の選択：著者らの糖尿病専門外来でのアンケート調査の結果では，糖尿病食事療法の乱れの原因は，男性では飲酒であった．糖尿病コントロールという立場からいえば，禁酒が望ましいことに異論を唱えるものはないであろう．今回のような症例でも禁酒指導をすべきであったという意見も多いと思う．しかし実際には禁酒指導をしてもなかなかうまくいかないケースにしばしば遭遇する．飲酒を栄養学的立場のみから考えることには限界がある．飲酒の機会が今回のケースのように仕事上どうしても避けにくいという場合も実際には少なからずあると思う．このような場合，本来アルコールが好きなわけで，禁酒指導しても「生活がかかっているから」ということを口実に飲酒を自分に正当化させ飲酒を続けることが多い．性格的にある程度意志の強いものではむしろそのような口実により飲酒をさせないように，飲酒の機会でいかにして少量で済ませられるかを訓練させるほうがうまくいく．そのためにはもちろん患者との面接を繰り返し根気よく指導することが不可欠である．

次に考えておくべきことは，食欲が本能的欲求であるように飲酒がその人にとってかなり基本的な欲求になっている場合があるということである．このようなものに対して禁酒を厳守させることは，その患者のクオリティーオブライフを低下させる結果を招くことを忘れてはならない．飲酒から目をそらせるのではなく，むしろもっと飲酒に関心を向けさせ，量よりも質を高めるように努力させるのがよいと考える．

第三に考えておくべきことは，飲酒が代償行為としてなされている場合があ

るということである．このような場合，いくら禁酒指導をしても決してうまくいかない．このようなケースでは，ある程度患者が慣れてきたら患者の興味のあることや日常的な話題について会話を進めながら，患者の心を開かせ，その人の「心の問題」に入っていく必要があり，患者との人間的ふれあいを高めなければならない．とはいっても実際には治療はきわめて難しい．治療するものの人間性が試されることになる．

症例 3　甘いもの・果物が好き

65歳，女性，主婦

家族歴：妹が糖尿病

現病歴：56歳当院外科にて大腸癌の手術時に糖尿病が発見され，以後当科外来にてインスリン療法にて加療，最近まで9年間に4回血糖コントロール目的で入院を繰り返す．入院加療にて速やかな血糖コントロールの改善をみるが，退院1〜2ヵ月後に再び血糖コントロールの悪化をきたすパターンを示した．今回，空腹時血糖値211 mg/dl，HbA$_{1c}$ 8.2%とコントロール不良のため入院加療となる．

身体的所見：身長159 cm，体重60 kg，脂肪率25.3%，BMI 24.0，体温36.8℃，血圧130/72 mmHg，脈拍68回/分・整，呼吸20回/分・整・深さ正常，胸部打聴診上特記すべきことなし．腹部肝，脾，腎触知せず．下腿浮腫認めず．両側アキレス腱反射の低下あり．振動覚の低下あり．

治療の考え方：今回の症例では血糖コントロール不良の原因は，間食と果物の摂り過ぎであった．女性における血糖コントロールの乱れの原因としてはもっとも多いものである．通常は適切な栄養指導により改善するものが多いが，なかには本症例のように難治性のものもある．このようなケースでは患者の心理的な問題が介在していることが多い．そのような場合いかに取り組むべきかを今回の症例を通じて考えてみたい．通常の栄養学的なアプローチに心理的な側面に対する考慮を加味した治療を試みた．

治療の実際と検査：検査成績では，空腹時血糖値234 mg/dl，HbA$_{1c}$ 8.1%とコントロール不良な糖尿病で，75 g経口ブドウ糖負荷試験は糖尿病型を示し，インスリン反応は低反応型で，尿中CPRも29 μg/日と低値であった．さらにこの患者では両側アキレス腱反射の低下，振動覚の低下，ECG R-R間隔CV＝

な主婦の例

1.9%と低下，U-ALB 93.8 mg/日と増加，眼底所見：増殖性網膜症のため光凝固療法施行，S_2H_2（動脈硬化性変化強い），負荷（ダブル）ECG 陽性と糖尿病細小血管障害と動脈硬化がかなり進行していた．身長 159 cm，体重 60 kg，脂肪率 25.4%，BMI 24 と肥満傾向があり，それがこの患者の糖尿病をさらに増悪させたと考えられる．糖尿病の治療は 1400 kcal の食事療法と筋肉アップトレーニングと 1 日 1 万歩のウォーキングを指示し，ペンフィル R 朝 8 単位，昼 10 単位，夕 8 単位，ペンフィル N 就眠前 8 単位の強化インスリン療法を行った．この患者では血糖コントロール不良の原因として間食と果物の過剰摂取が考えられた．そこで週末は外泊をさせ普段の日常生活の環境下での間食と果物の少量摂取の訓練を繰り返させた．

治療の経過と検査データの推移：入院治療により空腹時血糖値は 234 mg/dl より 94 mg/dl へ，HbA_{1c} は 8.1% より 6.9% まで低下した．さらに退院 2 ヵ月半後の現在も空腹時血糖値は 114 mg/dl，HbA_{1c} 6.9% にとどまっている．今回は週末の外泊による反復訓練により間食と果物の少量摂取がかなりできるようになり衝動食いの再発も現在までのところみられていない．

他の治療法の選択：著者らの外来アンケート調査の成績では，糖尿病患者の血糖コントロールの乱れの原因は，女性では甘い物と果物の摂り過ぎであり，良好な血糖コントロールを維持させるにはなるべく間食を控えさせるのが望ましい．

この患者では，甘いものと果物の摂り過ぎが血糖コントロール不良の原因となっているが，厳格な間食と果物の制限をすべきであったという意見も多いと思う．この患者は過去に血糖コントロール不良のため何回も入院を繰り返し，その際そのような指導がなされている．性格的に几帳面で，克己心が強く，指示されたことを厳守しようとする傾向があり，退院後しばらくの間は良好なコ

ントロールが維持されるが，1～2ヵ月後に間食と果物の衝動食いが起こり，再びもとの状態に戻るというパターンを繰り返している．この患者の場合，性格的な几帳面さと克己心の強さが逆に災いしているように思える．間食をきっぱり止めることを自分に課し少しでもそれが破られることに耐えられない．その結果，無意識レベルの抑圧エネルギーの蓄積が生じ，その蓄積レベルが限界点を超えると衝動食いが始まるのではないかと考える．そしてそのストレスの増加がますます甘いものに対する欲求を高めているのではないだろうか．このようなケースでは，短距離走的なアプローチよりも長距離走的なアプローチが必要となる．間食や果物を厳格に制限するのではなく，食べ物の質を高め，少ない量で我慢できるように訓練し，食べ物にもっと関心をもって向かうように指導している．時には，患者の性格も考慮に入れて治療のパターンを変えることも必要となる．

　ただ空腹時血糖値をみると，退院前後で 94 mg/dl より 126 mg/dl まで上昇している．これは間違いなく間食に対する制限が甘いためである．しかしその後 116 mg/dl まで低下してきており，今後長期戦のアプローチで治療を進めていきたいと考えている．

ITを糖尿病診療にいかに生かすか

1. 自己測定による意識改革

　糖尿病治療の基本である食事・運動療法をしっかり行うには誘い水的な動機づけが必要となり，これが治療の成否を決定するといえる．血糖の自己管理がこの動機づけにかなり役立つ．自己測定を患者にさせると，単に血糖値の高低の数値を情報として知るというだけでなく，患者はあたかも治療の道具を自分で持ったように意識する．それによって動機づけが非常に強まり，治療効果も上がってくる．つまり，血糖自己測定器という機器はインフォメーション・ツールとしてばかりでなく，トリートメント・ツールとして用いることができる．

2. コンピュータを治療に生かす

　ITの導入が進むなか，いかにしてコンピュータを糖尿病治療に生かすかと考えるとき，二つの方向性が見えてくる．ワン・ウェイ・ディレクションで，一方的に患者に情報を提供するのが一つの方向性である．高齢の患者になるとコンピュータ使用は不得手であるから，ワン・ウェイ・ディレクションで，より単純化された形で伝える．例えば円グラフ化して情報を提供すると，非常に理解力が高まる．実際に，お年寄りは目が見えにくく，細かな数字が読めないことが多く，そうした場合信号など日常生活でなじみのある色に置き換えて円グラフで示すとわかりやすくなる．図1は，われわれが用いているメディセーフ・データビジョンのシステム，図2はそれによる円グラフの表示例である．普通にいわれているIT導入の方向性とは逆のようであるが，現場では高齢者が多く，こういう形でのコンピュータの利用が適切だと思う．

　もうひとつは，インタラクティブな相互の情報交換をさらに強めるために，より詳細なデータを伝えることである．血糖の日内変動で高い時間がいつかという情報がわかる．また平均±標準偏差でデータを示すから，ばらつきの範囲がわかる．

　共同研究者の川口の発表によれば実際に自己測定を行っている患者にメディ

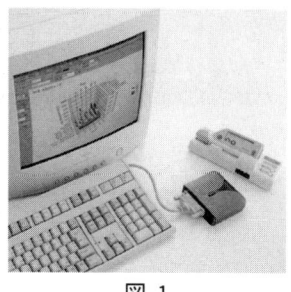

図 1

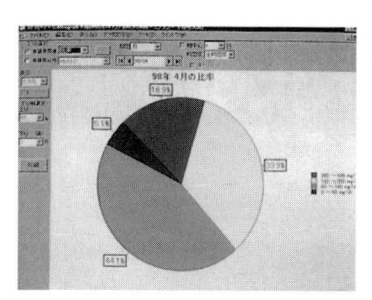

図 2　円グラフ表示
血糖値レベルごとの比率を円グラフで表示できる．

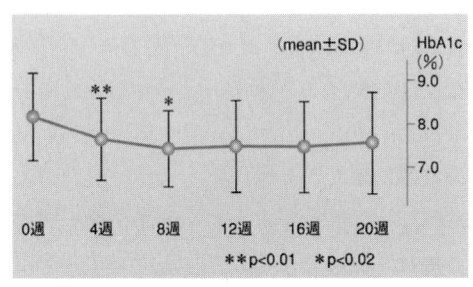

図 3　SMB 群 HbA$_{1c}$ の推移

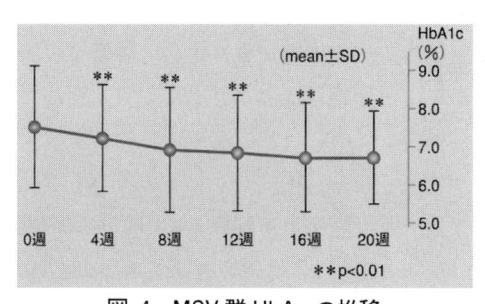

図 4　MSV 群 HbA$_{1c}$ の推移

　セーフ・データビジョンを使わせ，このようにしてデータを診察に利用すると，これまで以上に血糖値を下げることができたという．つまり，治療の動機づけをより強化できたことがわかる．図 3 は新規に経口血糖降下剤を飲み始めた患者に自己測定してもらったものである(SMB 群)．メディセーフ・データビジョ

ンは使っていない．ある程度血糖は下がってくるが，2～3ヵ月で中だるみ状態になっている．これに対して，メディセーフ・データビジョンを使うと，中だるみも再上昇もなく順調に下がっている（MSV群，図4）．

3．ITによる「共治」の試み

　西埼玉地区でインターネットの研究会を作っている．病診連携の場合に問題になるのは，紹介された患者のアフターケアをいかに行うかである．そうした意味で病院と診療所，それから患者，この3者が有機的につながりを持って一緒に糖尿病に取り組んでいこうという試みを行っている．そのためにITを利用していきたいということである．

　西埼玉地区のネットワークは，まずデータ共有化のためのWebサーバーを作り，その上にバーチャルなネットワークの研究会用のホームページをつくっている（図5）．目的は，ホームページ上での症例検討，糖尿病に関する情報提供，治療ガイド，運動の実際などの教育ツール提供を行うことである．

　病診連携の多くは，実地医家から病院への患者の紹介があり，治療して戻すというストーリーで終わり，また何ヵ月かすると紹介があるという繰り返しである．もう少し別のあり方はないかと考え，この新しい試みを始めた．紹介患者がある程度よくなった後も，当院でアフターケアするということである．多くの場合は帰って来た患者に対して診療所は，病院と同じ治療を行う小さな病院となっている．しかし，これからの時代は，病院は病院でしかできないことを，診療所は診療所でしかできないことをやるべきである．診療所は地元の患者たちと親密なコミュニケーションができるのであるから，持ち味を生かした

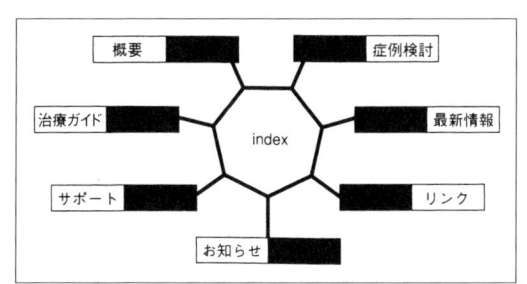

図5　西埼玉糖尿病インターネット研究会ホームページ

治療を行い，一方で患者も積極的に治療に参加することが好ましい．この三者が有機的につながって役割分担がしっかりできるようなシステムが，これからの病診連携では求められていくのではないかと考える．

4. 4・1システム

　紹介患者を診療所に戻すときに，「4・1システム」という試みを実施している．当院で4ヵ月に1回精密な検査をする．その時，メンタルなケア，食事，運動の指導も行い，治療方針の微調整を行う．また必要に応じて，例えば足壊疽や心筋梗塞を合併している難治性の場合や不安定型糖尿病の場合は，専門的な治療を当院で行う．診療所では月に1～2回，患者を診察し，血糖値，HbA_{1c}，血清脂質，血圧，体重を検査し，投薬も行う．患者には，自宅で食事や運動による治療を実行させる．すなわち，自己管理である．このようなシステムはまだ試験段階である．当院と診療所の間のインタラクティブな情報交換が必要になる．そのためにはITの導入が不可欠と考え，この分野に興味を持つ実地医家たちと，西埼玉インターネット研究会を作った．

5. なぜネットワークなのか

　なぜネットワークのほうがよいのか．テレビ電話でできることをネットワークで行う必要もない．ネットワークの利点は，時間的な制限，方向性の制限，空間的な制限という三つの制限の除去である．

　普通，テレビ電話を利用する場合はインタラクティブに，その医師と私がディスカッションをし，そこで2者間のみの情報伝達で終わるわけである．糖尿病のように食事・運動療法が基本治療になってくると，患者の日常生活のいろいろなクオリティに非常にばらつきがあるわけである．普通の多くの病気の場合は臨床疫学的なデータから平均値を求めて，論理でいくことができる．いわゆる演繹的なアプローチができるのであるが，患者自身のやる気を出させる動機づけが重要で，実行が治療の正否を握っているような場合は，むしろ帰納的なアプローチを積み重ねていくことが必要なわけである．症例検討会をすることによりA医師が経験した症例を他のB医師もC医師もバーチャルリアリティーで経験することができる．そうした意味で，方向性の制限の除去という

ことは，テレビ電話ではできないインターネットの強みではないかと考える．

　ネットワークの特徴は，情報の一体化，それから全員の症例提供が可能で，全員参加で症例検討ができる点である．ほかの医師に話したくない症例でも，個別相談も可能である．それから血糖自己測定の値も自動入力が可能で画像データも簡単に入力ができる．診療所の医師も患者が撮ってきた写真や検査データを入力し，私のほうに送信する．操作はかなり簡単で，パスワードを入力し，匿名でデータを入れる．そのデータを消せるのは，入力した医師だけということになっている．

　実際に行ってみて，会員の医師からアンケート結果をもらい，より簡単でよいものにするために努力している．現在の糖尿病の治療について満足しているか質問してみると，不満という方がやはり多い．理由は，実際に診療の現場で血糖コントロールができないときにどうしたらよいかわからない，病院によって治療のレベルが違っているということなどである．治療するうえでの知識や情報についても，不十分という意見がかなりある．情報や知識の入力方法は文献や書籍，学会や研究会などで，われわれはITを用いた病診連携を行っているので，これによる知識の入力もかなり含まれている．データをわかりやすく伝えるため，これからの時代は動画や音声をもっと取り入れていく必要があると考える．いま画像，動画の通信はかなり制限があるが，5年，10年もすると全国ネットで光通信が可能になり，かなり容量の多い情報でも電送することができる．これからは動画，ビジュアル的なものをいかに多く取り入れるかが重要になってくると思う．

6．ネットワーク化の課題（表1）

　コンピュータ・データ・システムについては治療効果があり，一部活用しているという医師がかなりいる．糖尿病の医療連携に対して，現実的にインターネットは十分利用可能であるということである．パソコンの操作もかなり簡単にしている．必要な捜査はパスワードを入れてボタンを押すだけである．それでも操作が不安というものが少なくない．コンピュータの知識があると，これもあれも入れたいとデータがどんどんあふれ，電子カルテを作ってもだれも入力しなくなるということが起きてしまうことが少なくない．技術的に可能だか

表 1　今後の課題

1. 糖尿病は生活習慣病の一つ：血糖だけでなく，血圧，脂質，体重の自己管理をどのように取り入れていくか．
2. このネットワークシステムを診療所だけなく，患者にどのように広げていくか．
3. その際の診療報酬をどうするか．
4. 患者の秘密保持をいかにするか．
5. コンピュータシステムと人間とがどのように融合していくか．

これらの問題の解決には，"患者に対する質の高い診療の提供"を前面に出し，国民の同意を得，行政を動かす努力が不可欠である．

らITを導入するのではなく，現場のニーズやウォントを満たすものを現在のIT技術に求めるという姿勢が大切であると考える．そういう意味ではより簡単に，パソコンに使われるのではなくて，簡単にボタン一つの操作で使えるようにしなくてはいけないと思う．そのための課題として，一つはパソコン操作をより簡単に効率化していく，もう一つは自己測定の血糖データ以外のデータももっと取り入れるようにしていかなくてはいけないと考える．生活習慣病ということになると，血圧，血中の脂質の値，体重など，いろいろなデータを入れて取り組めるようにしたい．それからネットワークをいかに患者に広めていくか．いまは試験的に診療所の医師と行っているが，患者を抜きにして医療はできない．よりITを取り入れて，患者に治療に参加させる必要がある．パソコンの操作の効率化という意味では，いまはいろいろなソフトができている．たとえば音声ソフトを使う方法もある．WAVとかMP3のようなファイルを添付しておいて，読まなくても耳で聞いて情報を得ることができる．あるいは血糖だけではなく，血圧のデータなども取り入れ，ICカードでデータを転送する．患者も組み入れたシステムということになると有望なのは携帯電話である．カラー画像も送れるようになってきたので，種々のデータを送ることができる．患者を巻き込んだ治療も必要である．将来的に，ネットワークに関するセキュリティーも非常に問題になると思う．現在は匿名データで会員のみの閲覧になっているが，アクセスを制限してファイアウォールをつくっているわけであ

る．これに関しても今後十二分に考えていく必要があると思う．診療報酬に関しては，現在ネットワーク上での診療報酬はない．検討課題として，アクセス単位での診療報酬制，かかりつけの医師からのアクセスに対し専門医がアドバイスするときの報酬をどうするか，月額固定で定額報酬制なども考えていかなければいけない．患者からのアクセスに対しては健康保険の問題がある．診療点数をどうするか．行政への働きかけは，個人のレベルで訴えていても仕方がないので，やはり将来的には学会レベルで取り組んでいくことが必要と考える．

文　献

1) 成宮　学：SMBGのデータマネージメント，別冊プラクティスSMBG：87-92, 2001
2) 川口美佐男，佐野浩斉，成宮　学：パソコンを利用した血糖自己測定機マネージメントプログラム（メディセーフ・データビジョン）の臨床効果．Diabetes Frontier 12：794-798, 2002
3) 成宮　学：糖尿病患者教育における自己血糖測定―新しい機器の利用を含めて．Pharma Medica 20（5）：39-42, 2002
4) 成宮　学：糖尿病ケアにおけるこれからのIT活用．糖尿病の療養指導2002（日本糖尿病学会，編）．診断と治療社，東京，p 95-100, 2002
5) 成宮　学：糖尿病管理の現状と新しいデータマネージメントの試み．糖尿病ケアIT革命（糖尿病教育資源共有機構，編）．医歯薬出版，東京，p 88-95, 2002

索　引

A

アシル CoA コレステロール・アシル
　転移酵素⋯⋯⋯⋯⋯⋯⋯⋯⋯⋯⋯55
アスパルテーム⋯⋯⋯⋯⋯⋯⋯⋯92
アポ蛋白⋯⋯⋯⋯⋯⋯⋯⋯⋯⋯⋯55
アルコール⋯⋯⋯⋯⋯33, 44, 84, 85, 88
アルドース還元酵素⋯⋯⋯⋯⋯⋯31
足の蹴り⋯⋯⋯⋯⋯⋯⋯⋯⋯⋯104
足の着地⋯⋯⋯⋯⋯⋯⋯⋯⋯⋯103
足のマッサージ⋯⋯⋯⋯⋯⋯⋯120
ACAT⋯⋯⋯⋯⋯⋯⋯⋯⋯⋯⋯⋯55
advanced glycation endproducts　37
AGE⋯⋯⋯⋯⋯⋯⋯⋯⋯⋯⋯31, 37
apo（a）⋯⋯⋯⋯⋯⋯⋯⋯⋯⋯⋯57
AR 阻害薬⋯⋯⋯⋯⋯⋯⋯⋯⋯⋯31

B

ビグアナイド薬⋯⋯⋯⋯⋯⋯⋯⋯27
ブドウ糖閾値⋯⋯⋯⋯⋯⋯⋯⋯⋯30
ブドウ糖脂肪酸サイクル⋯⋯⋯⋯12
ブドウ糖毒性（glucose toxicity）⋯10
病型分類⋯⋯⋯⋯⋯⋯⋯⋯⋯⋯⋯14
病診連携⋯⋯⋯⋯⋯⋯⋯⋯108, 141

C

超低カロリー食⋯⋯⋯⋯⋯⋯⋯⋯68
調味嗜好飲料⋯⋯⋯⋯⋯⋯⋯⋯⋯90
Carbohydrate craver⋯⋯⋯⋯⋯62
CETP（コレステロールエステル逆転
　送系）⋯⋯⋯⋯⋯⋯⋯⋯⋯⋯⋯53
charge barrier⋯⋯⋯⋯⋯⋯⋯⋯36

D

ダイエットの方法⋯⋯⋯⋯⋯⋯⋯67
デジタルカメラ⋯⋯⋯⋯⋯⋯⋯125
大豆蛋白⋯⋯⋯⋯⋯⋯⋯⋯⋯⋯⋯74
代用甘味料⋯⋯⋯⋯⋯⋯⋯⋯⋯⋯92
動的運動（アイソトニックトレーニン
　グ）⋯⋯⋯⋯⋯⋯⋯⋯⋯⋯⋯100
動物性脂肪⋯⋯⋯⋯⋯⋯⋯⋯⋯⋯84
動脈硬化⋯⋯⋯⋯⋯⋯⋯⋯⋯⋯⋯36
動脈硬化の進行度のマーカー⋯⋯39
動脈硬化のリスクファクター⋯⋯37
Deadly Quartet⋯⋯⋯⋯⋯⋯⋯⋯4
diet-induced thermogenesis⋯⋯66
DIT⋯⋯⋯⋯⋯⋯⋯⋯⋯⋯⋯⋯⋯66

E

エンプティー・カロリー⋯⋯⋯⋯88
栄養素の質⋯⋯⋯⋯⋯⋯⋯⋯⋯⋯78
栄養素のバランス⋯⋯⋯⋯⋯⋯⋯77
塩分⋯⋯⋯⋯⋯⋯⋯⋯⋯⋯⋯⋯⋯84

F

フォーミュラー食⋯⋯⋯⋯⋯⋯⋯68
フルクトサミン⋯⋯⋯⋯⋯⋯⋯⋯26
フロリジン⋯⋯⋯⋯⋯⋯⋯⋯⋯⋯12
fast twitch fiber⋯⋯⋯⋯⋯⋯⋯98
FT 線維⋯⋯⋯⋯⋯⋯⋯⋯⋯⋯⋯98

G

グリケーション⋯⋯⋯⋯⋯⋯⋯⋯37
グルカゴン⋯⋯⋯⋯⋯⋯⋯⋯⋯⋯46

グルカゴンの注射……………46
外食………………………128
5・2システム方式……………109
GAD (glutamic acid decarboxylase)
　………………………………15
GAD 抗体…………………21

H

ヒト白血球抗体………………20
ヘッチンガーの理論 ……………100
背筋を強める運動 ……………114
白筋………………………98
白内障………………………35
発症因子………………………16
早食い………………………67
肥満………………………19
肥満症………………………49
肥満度………………………49
変形性頚椎症…………………33
変成 LDL ……………………56
歩行の軸 ……………………115
歩行の実際 ……………………117
泡沫細胞化……………………39
飽和脂肪酸……………………13
HbA$_{1c}$……………………25
HDL$_2$………………………55
HDL$_3$………………………55
HLA………………………15, 20
HMG-CoA(ヒドロキシメチルグリタ
　リル CoA)還元酵素 …………56
Human Leukocyte Antigen………20
H-TGL………………………55

I

インスリン ……………………9

インスリン依存度………………29
インスリン感受性………………74
インスリン作用不足……………10
インスリン自己抗体 …………15, 21
インスリン抵抗性 ………………4
インスリン分泌…………………72
インターバルトレーニング …104, 118
異性化糖………………………89
1 型糖尿病の発症………………19
一酸化炭素……………………94
飲酒………………………132
飲酒の実際……………………87
IAA………………………15, 21
ICA………………………15, 21
IDL………………………55
IMT………………………39
intimal plus medial complex thickness………………………39
Islet Cell Antibody……………21
IT………………………139

J

自己免疫………………………20
上手な食べ方…………………64
上体肥満 ………………………3
腎性糖尿………………………24
腎の糖排泄閾値………………23
増殖性網膜症…………………35

K

カイロミクロン…………………54
カフェイン……………………45
クーリングダウン ……………103, 118
コレステロール ………………51, 84
コレステロールの役割…………52

コレステロールを下げる 3 原則······81
下肢灌流実験················85
果糖················74, 84, 87
菓子類··················84
噛むことの重要性············66
肩凝りをとる体操············121
褐色脂肪細胞··············66
間食··················136
虚血性障害···············33
筋紡錘·················99
禁煙··················93
緊張筋線維···············98
薬食い·················71
果物················84, 136
屈折異常················35
頸動脈の内膜中膜複合体肥厚度·····39
頸動脈肥厚度··············39
血中 HDL コレステロール········38
血中中性脂肪··············38
血糖··················25
血糖コントロールの目標値·······26
血糖自覚訓練（BGAT）·········45
血糖値··················7
血糖調節系···············9
血糖の自己管理············139
抗体··················15
後縦靱帯硬化症·············33
高インスリン血症············4
高血糖·················9
高血糖高浸透圧症候群··········27
高脂血症················51
高脂血症の食事療法···········81
高トリグリセリド血症··········53
高トリグリセリド血症の原因······84
骨格筋線維の種類············98

L
LCAT··················57
LDL··················55
LDL パスウェイ·············56
LPa··················57
LPL··················55

M
マクロファージ·············56
マトリックス蛋白············36
ミルキングアクション··········99
メイラード反応·············31
メディカルチェック··········102
耳のシワ················58
脈拍数················101
脈拍測定···············104
脈拍測定の実際············117
無自覚低血糖··············43
盛り付け指導·············126
毛細血管瘤···············35
Metabolic Syndrome ··········5

N
ニコチン················93
ニコチン依存症·············94
ネットワーク化の課題·········143
75 gOGTT···············24
7 秒間体操··············100
2 型糖尿病の発症············19
内臓脂肪··············5, 50
西埼玉地区インターネット研究会 141
乳酸··················87
乳酸性アシドーシス···········27
尿酸··················87

尿中微量アルブミン……………36
尿糖検査…………………………23
脳幹網様体賦活系………………99
NO産生障害……………………32

O

オリゴ糖…………………………92

P

ポリオール代謝経路……………31
PKC ………………………………30

R

リポ蛋白…………………………54
リポ蛋白リパーゼ………………55
リポトキシシティー（Lipotoxicity）
 …………………………12,13
レシチン・コレステロール・アシルトランスフェラーゼ……………57
64 kDa 抗体 ……………………21

S

シックデイ………………………47
シュワン細胞……………………31
ショ糖………………………74,84
スカベンジャーパスウェイ（scavenger pathway）………………56
スカベンジャーレセプター……56
ステージ分類……………………16
ステロール………………………83
ストレス性の肥満………………62
セロトニン………………………62
ソルビトール……………………31
砂糖………………………………86
砂糖摂取の実際…………………89

砂糖の消費量……………………89
酸化 LDL……………………37,56
糸球体血管内圧上昇……………36
糸球体硬化………………………36
至適運動量……………………101
指示エネルギーの計算法………80
脂質コントロール目標…………59
脂肪酸………………………………6
脂肪毒性…………………………13
視力障害…………………………35
嗜好品……………………………85
疾患関連性………………………20
手根管症候群……………………33
週末過食症………………………62
出血性緑内障……………………35
小人数個別指導………………122
食事誘発性熱産生………………66
食事療法…………………………62
食事療法の原則…………………77
食品交換表…………………78,79
食欲中枢…………………………62
植物性脂肪………………………13
心筋梗塞…………………………36
身体の軸………………………103
新生血管…………………………35
水溶性食物繊維…………………83
膵 B 細胞…………………………72
膵 B 細胞の疲弊…………………73
膵ラ島細胞抗体……………15,21
生活習慣病…………………………2
静的運動（アイソメトリックトレーニング）……………………………100
赤筋………………………………98
相性筋線維………………………98
総カロリー過剰摂取の防止……77

slowly progressive IDDM	16
slow twitch fiber	98
small dense LDL	56
ST 線維	98
Syndrome X	4

T

つま先立ち	99
つま先立ち体操	114
タール	94
タウリン	83
トリグリセライドリパーゼ	55
多価不飽和脂肪酸	13
代謝性障害	33
体操	100
単純性網膜症	35
短鎖脂肪酸	93
痛風	87
低血糖	9
低血糖の危険因子	44
低血糖の症状	42
低血糖の治療	46
低血糖の定義	42
低血糖の病態生理	41
糖化 LDL	37
糖尿病ケトアシドーシス（DKA）	27
糖尿病食	76
糖尿病食事療法の意義	72
糖尿病食の栄養組成	76
糖尿病神経障害の特徴	32
糖尿病性昏睡	27
糖尿病性細小血管障害	29
糖尿病性腎症	36
糖尿病性網膜症	35
糖尿病的代謝	10
糖尿病の診断	24
糖尿病の分類	14
糖の流れ	7
特殊タイプ	19
特定保健用食品	92

U

ウォーキング	100
ウォーミングアップ	103
腕の振り方	104
運動強度	101
運動時の腕の振り方	116
運動の生理効果	96
運動療法の血糖改善効果	122

V

very low calorie diet	68
VLCD	67, 68
VLDL	55

W

Whippleの3徴	42

Y

4・1システム方式	108, 142
IV型コラーゲン	36
夜間低血糖発作	44
遊離脂肪酸	74

著者略歴

成宮　学　〈E-mail : narimiym@wsaitama.hosp.go.jp〉
なりみや　まなぶ

昭和50年　東京慈恵会医科大学卒
昭和52年　東京慈恵会医科大学第3内科入局
昭和56年　同大学院卒
昭和56年～57年まで米国スタンフォード大学代謝内分泌科へ上級研究員として留学，G, M, Reaven教授のもとでインスリン抵抗性について研究
帰国後，東京慈恵会医科大学第3内科助手，医局長，講師をへて，平成9年4月より国立西埼玉中央病院内科医長
平成11年5月より東京慈恵会医科大学第3内科助教授を兼務

資格
日本内科学会・認定医・指導医
日本糖尿病学会・専門医・指導医・評議員
日本内分泌学会・代議員
日本病態栄養学会・評議員

著書
老人の診療　　　　　　　　　　（共著，南山堂 1988年）
専門医が話す薬の本（共著，保健同人社 1992年）
最新内科学体系17・膵・消化管内分泌
　　　　　　　　　　　　　　　（共著，中山書店 1993年）
最新内科学体系7・糖尿病
　　　　　　　　　　　　　　　（共著，中山書店 1995年）
糖尿病の薬物療法
　　　　　　　　（共著，日本メディカルセンター 1996年）
栄養学ハンドブック（共著，技報堂出版 1996年）
食物繊維─基礎と臨床（共著，朝倉書店 1997年）
図解臨床栄養学　　（共著，医歯薬出版 1998年）
糖尿病の知識と食事療法（共著，西東社 1998年）
コレステロールを下げるバランス献立集
　　　　　　　　　　　　　　　（共著，新星出版 1999年）
臓器灌流実験講座（共著，新興医学出版社 2000年）
この薬のこの副作用（共著，医歯薬出版 2002年）

翻訳
栄養治療マニュアル（共訳，メディカル・サイエンス・インターナショナル 1987年）
ジョスリン糖尿病学
　　　　　　　　　　（共訳，医学書院MYW 1995年）
アメリカ糖尿病協会編─糖尿病コンプリートガイド
　　　　　　　　　　　（共訳，医歯薬出版 2000年）
アメリカ糖尿病協会編─糖尿病教室パーフェクトガイド
　　　　　　　　　　　（共訳，医歯薬出版 2001年）
コンパクト検査値診断マニュアル
　　　　　　　　　　　（監訳，医歯薬出版 2001年）

© 2003　　　　　　　　第1版発行　2003年5月22日

生活習慣病の食事・運動指南
　　　　　―実践的取り組み―

検印省略	著　者　成宮　学
定価はカバーに表示してあります	発行所　株式会社 新興医学出版社 発行者　服部　秀夫 〒113-0033　東京都文京区本郷6-26-8 電話　03(3816)2853　FAX　03(3816)2895

印刷　三報社印刷株式会社　　　ISBN 4-88002-462-7　　　郵便振替　0012-8-191625

・本書およびCD-ROM (Drill) 版の複製権・翻訳権・上映権・譲渡権・公衆送信権（送信可能権を含む）は株式会社新興医学出版社が所有します。
・JCLS〈㈳日本著作出版権管理システム委託出版物〉
　本書の無断複写は著作権法上での例外を除き禁じられています。複写される場合は，その都度事前に㈳日本著作出版権管理システム（電話 03-3817-5670，FAX 03-3815-8199）の承諾を得て下さい。